全国高职高专医药类规划教材

医院与药店药品管理技能

第二版

中国职业技术教育学会医药专业委员会　组织编写

杜明华　主编

化学工业出版社

·北京·

内容提要

本书是一本介绍医院与药店药品应用及管理实用技能的书籍。书中概括了药品应用终端全程化模式。全书分为医院药品管理基本知识、门诊药房处方调配技能、住院药房药品调配技能、中药房处方调配技能、中药的煎煮与服用方法、医院药房和中药房管理技能、医院药品采购技能、医院药库的管理技能、开办药店技能、药店药品的采购技能、药品验收技能、药店药品储存与养护技能、药店药品销售技能、连锁药店药品管理技能以及非处方药的管理十七个单元。本书按照药品使用与管理的实际工作过程进行编写，与医院药房与药店的工作情景一致，突出岗位实用技能。本书适合高等职业教育医药类相关专业教学使用，也可作为医院及社会药店药学岗位员工的培训教材和参考书。

图书在版编目（CIP）数据

医院与药店药品管理技能/杜明华主编．—2 版．—北京：化学工业出版社，2014.1（2025.1重印）

全国高职高专医药类规划教材

ISBN 978-7-122-19237-0

Ⅰ.①医… Ⅱ.①杜… Ⅲ.①医院-药品管理-高等职业教育-教材②药品-商店-药品管理-高等职业教育-教材 Ⅳ.①R954

中国版本图书馆 CIP 数据核字（2013）第 295073 号

责任编辑：陈燕杰　张　蕾　　　　装帧设计：关　飞

责任校对：陶燕华

出版发行：化学工业出版社（北京市东城区青年湖南街 13 号　邮政编码 100011）

印　　装：北京盛通数码印刷有限公司

787mm×1092mm　1/16　印张 12　字数 307 千字　2025 年 1 月北京第 2 版第 11 次印刷

购书咨询：010-64518888　　　　售后服务：010-64518899

网　　址：http：//www.cip.com.cn

凡购买本书，如有缺损质量问题，本社销售中心负责调换。

定　　价：28.00 元

本书编写人员

主　　编　杜明华

副 主 编　王继光

参编人员　杜明华（江苏联合职业技术学院徐州医药分院）

王继光（江苏联合职业技术学院徐州医药分院）

郭公华（徐州市食品药品监督管理局）

顾明华（江苏联合职业技术学院连云港中医药分院）

施天慧（南通体臣卫生学校）

前言

近几年来，中国医药高等职业教育发展迅速，为医药行业培养了大批实用性人才，得到了社会的认可。

医药高等职业教育承担着培养高素质、高技能型人才的任务，为了实现高等职业教育服务地方经济的功能，贯彻理论必需、够用，突出职业能力培养的方针，必须具有先进的职业教育理念和培养模式。因此，形成各个专业先进的课程体系是办好医药高等职业教育的关键环节之一。

江苏联合职业技术学院徐州医药分院十分注重课程改革与建设。在对工作过程系统化课程理论学习、研究的基础上，按照培养方案规定的课程，组织了一批具有丰富知识、教学经验和一线实际工作经历的教师及企业的技术人员，编写了《药物制剂技术》、《中药制药专门技术》、《药品经营与管理》、《医院与药店药品管理技能》、《药物新剂型与新技术》、《药物分析技术基础》、《药物合成技术》、《药学专业英语》、《医药应用数学》、《医药应用物理》、《医药应用文》等高职教材。

江苏联合职业技术学院徐州医药分院教育定位是培养拥护党的基本路线，适应生产、管理、服务第一线需要的德、智、体、美各方面全面发展的医药技术应用型人才。紧扣地方经济、社会发展的脉搏，根据行业对人才的需求设计专业培养方案，针对职业要求设置课程体系。在课程改革过程中，组织者、参与者认真研究了工作过程系统化课程和其他课程模式开发理论，并在本次教材编写中进行了初步尝试，因此，本教材有如下几个特点。

1. 以完整职业工作为主线构建教材体系，按照医药职业工作领域不同确定教材种类，根据职业工作领域包含的工作任务选择教材内容，对应各个工作任务的内容既保持相对独立，又蕴涵着相互之间的内在联系。

2. 教材内容的范围和深度与职业岗位相适应，选择生产、服务中的典型工作过程作为范例，安排理论与实践相结合的教学内容，并注意知识、能力的拓展，力求贴近生产、服务实际，反映新知识、新设备与新技术，并将 SOP 对生产操作的规范、《中华人民共和国药典》对药品质量要求、GMP、GSP 等法规对生产与服务工作质量要求引入教材内容中。项目教学、案例教学将是本套教材较为适用的教学方法。

3. 参加专业课教材编写的人员多数具有生产或服务一线的经历，并且从事多年教学工作，使教材既真实反映实际生产、服务过程，又符合教学规律。

4. 教材体系模块化，教材既是各个专业选学的模块，又具有良好的衔接性；教材各个单元的内容也形成相对独立的模块，每个模块一般由一个典型工作任务构成。

5. 本教材既适合于职业教育使用，又可作为职业培训教材，同时还可作为医药行业职工自学读物。

本教材虽然具有以上特点，但由于时间仓促，尚有种种不足之处，需要经过教学实践锤炼之后加以改进。

医药高等职业教育实验教材编写委员会

2013 年 10 月

编写说明

本教材是由江苏联合职业技术学院徐州医药分院组织编写的医药高等职业教育教材。本书第一版于2006年出版，自出版以来受到多所医药院校教师和学生的广泛好评。普遍认为本书实用、适用、新颖，具有鲜明的职业教育特色，也受到众多医药行业专家和药店员工的好评。2008年获得了江苏省联合职业技术学院教学成果三等奖。

本教材第一版已经出版多年，在此期间，国家部分相关法规已作了许多修改，颁布了一些新的法规，对医院和药店的药品管理也有了新的规定和要求。随着社会发展和科技进步，医院和药店药学岗位的操作规程和操作方式也发生了变化，为保持与时俱进，本版教材对部分内容进行更新。

本版教材依然保持原有的课程结构，坚持“思想性、科学性、先进性、启发性和适用性”的指导原则，以医院及社会药店的实际工作任务为依据，以工作过程为主线，注重实用技能的培训。为医药类学生今后从事医院和药店相关药学岗位工作奠定基础。

本版教材借鉴国外职业教育的经验，结合我国实际，详述了医院及社会药店常见工作任务及其完成任务必需的实用技能。每一项技能为一个独立的模块，可单独培训。每一个模块都按实际操作过程进行编写。顺序清楚、重点突出，语言简练，通俗易懂，可操作性较强，易于学生自学。在医药职业教育教材的编写上有较大创新。

本教材适合高等职业教育医药类各专业教学使用，也可作为医院药学岗位及社会药店药学岗位员工的培训教材和参考书。

本教材由江苏联合职业技术学院杜明华和王继光等人员编写，徐州市食品药品监督管理局郭公华担任审读工作。本教材得到原国家药品监督管理局科教司司长苏怀德的大力支持，江苏中联连锁药店质量总监周化龙提出了宝贵意见。在此表示感谢。

由于编者水平和时间有限，错误和不足之处难免，敬请广大读者及同行专家提出宝贵意见。

编者

2013年10月

目录

第一单元　医院药品管理基本知识

【课程描述】

本单元是为医院药品管理而开发的专业单元，包括医院药品管理的组织机构、医院药剂科的任务和特点、医院药学人员的技术职称和主要职责、医院药剂人员的职业道德、处方、医院处方管理6个基本要素。实施依据为《中华人民共和国药品管理法》、《医疗机构药事管理规定》（卫医政发［2011］11号）和《处方管理办法》（中华人民共和国卫生部令［2007］53号）、《医疗机构药品监督管理办法（试行）》（国食药监安［2011］442号）。

【学习要点】

医院药品管理的组织机构主要有药事管理与药物治疗学委员会（组）、药剂科（部、处）及有关药品监督管理部门组成。药事管理与药物治疗学委员会与药剂科的任务不同。药学人员的技术职称分为高、中、初三级，每级职称都有具体的名称和职责。医院药学人员要严格遵守医院药学职业道德的基本要求。处方具有法定的含义和重要意义。卫生部对医院处方的格式、印制、书写、调配、保管、销毁都作了详细规定。

一、医院药品管理的组织机构

医院药品管理的组织机构主要由药事管理与药物治疗学委员会、药剂科（部、处）及有关药品监督管理部门组成。依据医院规模、机构设置、人员编制、任务的不同而有所区别。

（一）药事管理与药物治疗学委员会

医疗机构药事管理是指医疗机构以患者为中心，以临床药学为基础，对临床用药全过程进行有效地组织实施与管理，促进临床科学、合理用药的药学技术服务和相关的药品管理工作。医疗机构药事管理和药学工作是医疗工作的重要组成部分。

为加强医院药事管理，协调、指导全院药品的科学管理，促进药物合理应用，保障公众身体健康，卫生部《医疗机构药事管理规定》规定：二级以上医院应当设立药事管理与药物治疗学委员会；其他医疗机构应当成立药事管理与药物治疗学组。

药事管理与药物治疗学委员会主任定期主持召集会议，研究决定本单位医疗用药等重大问题。

1. 药事管理与药物治疗学委员会（组）的人员组成

（1）主任委员　由院长担任。

（2）副主任委员　由药剂科主任、医务处（部）主任担任。

（3）委员　由药学、临床医学、护理、医院感染管理、医疗行政管理等部门专家（一般为部门负责人）组成。

二级以上医院药事管理与药物治疗学委员会委员应具有高级技术职务任职资格。其他医院药事管理与药物治疗学组成员应具有中级以上技术职务任职资格。

药事管理与药物治疗学委员会的常设机构设在药剂科。药事管理与药物治疗学委员会的日常工作由药剂科负责。

2. 药事管理与药物治疗学委员会（组）的职责

（1）贯彻执行医疗卫生及药事管理等有关法律、法规、规章。审核制定本院药事管理和药学工作规章制度，并监督实施。

（2）制定（修订）本院药品处方集和基本用药供应目录。

（3）推动药物治疗相关临床诊疗指南和药物临床应用指导原则的制定与实施，监测、评估本院药物使用情况，提出干预和改进措施，指导临床合理用药。

（4）分析、评估用药风险和药品不良反应、药品损害事件，并提供咨询与指导。

（5）建立药品遴选制度，审核本机构临床科室申请的新购入药品、调整药品品种或者供应企业和申报医院制剂等事宜。

（6）监督、指导麻醉药品、精神药品、医疗用毒性药品、抗菌药品及放射性药品的临床使用与规范化管理。

（7）对医务人员进行有关药事管理法律法规、规章制度和合理用药知识教育培训；向公众宣传安全用药知识。

（二）药学部（药剂科）

三级医院设置药学部，并可根据实际情况设置二级科室；二级医院设置药剂科；其他医疗机构设置药房。

药学部（药剂科）是直属院长领导下的职能机构，属执行系统。药学部（药剂科）根据医院的任务和开展业务的范围合理设置下属机构。药学部（药剂科）组织机构的设置，应考虑到医院实施“以患者为中心”服务模式的需要，药学科（药剂科）的规模虽有区别，但基本任务是一致的——具体负责药品管理、药学专业技术服务和药事管理工作，开展以患者为中心、以合理用药为核心的临床药学工作，组织药师参与临床药物治疗，提供药学专业技术服务。

机构的设置应以患者为中心，以服务患者、方便患者，更好地实施药学服务为原则。其次应根据医院功能的需要。目前各级医院在预防、医疗、康复、教学和科研等方面各有所长，医院的运行模式、人员编制、专业功能不完全相同，药学部（药剂科）的组织机构也随之不同。同时要适应医院药学的发展，随着医药科学的发展，医院药学的内涵也在不断发展变化中，药学部（药剂科）的组织机构也是动态发展的。

医院药学部（药剂科）根据医院规模设中、西药调剂、制剂；中药库、西药库；药品检验、药学研究、临床药学、情报资料等专业室，并设室（科）主任。一般综合医院药学部（药剂科）的机构设置如下（图 1-1）。

（1）调剂部门　门诊药房、病区药房（住院药房）、中药房。

（2）制剂部门　普通制剂室、灭菌制剂室、中药制剂室。

（3）药品检验部门　化学分析室、仪器分析室、生物学检验室。

（4）药品采储部门　根据需要设置普通西药库、特殊药品库、危险药品库、原料药品库、包装材料库、原药材库、中成药库、饮片库、冷藏库。

（5）中药加工炮制部门　中药加工室、中药炮制室、煎药室。

（6）药学研究部门　临床药学药理研究室；药学情报、资料、信息研究室。

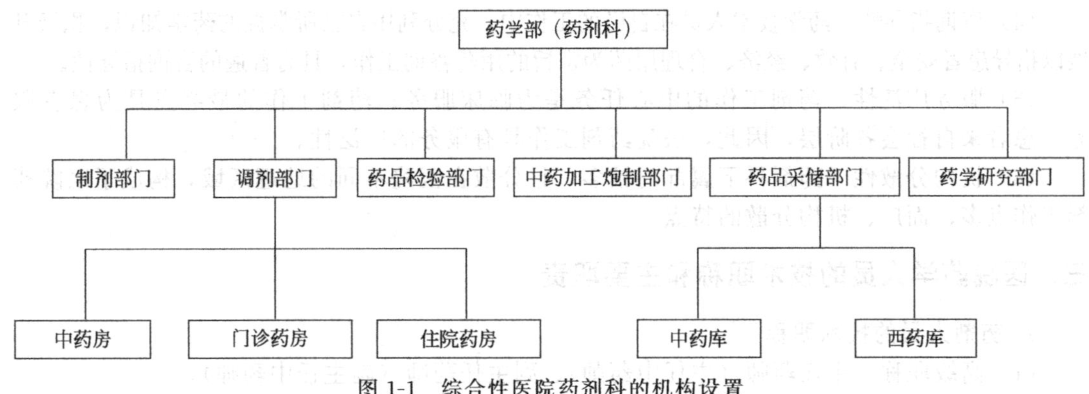

图 1-1　综合性医院药剂科的机构设置

二、医院药剂科的任务和特点

1. 药剂科的基本任务

（1）保证药品供应　根据本院医疗和科研需要，编制药品采购计划，做好药品的采购、贮存、保管、发放工作，保证药品供应。

（2）调剂、制剂　及时准确调配处方，按临床需要制备制剂及加工炮制中药材。

（3）药品质量管理　加强药品质量管理，建立健全药品监督和检验制度，以保证临床用药安全有效。

（4）指导合理用药　做好用药咨询，结合临床搞好合理用药、新药试验和药品疗效评价工作，收集药品不良反应，及时向卫生行政部门汇报并提出需要改进和淘汰的品种意见，组织药师参与临床药物治疗，提供药学专业技术服务。

（5）药学研究　开展医院药学研究，根据临床需要积极研究中、西药品的新制剂，运用新技术创制新剂型。

（6）教学　承担医药院校学生实习、药学人员进修工作。

2. 药剂科工作的特点

（1）专业技术性　医院药剂工作有自己的科学理论体系，具有很强的专业技术性。药品的科学管理，处方的审核与调配，用药咨询，药品质量的检验，制剂的生产，药品的储藏与养护等都有其自身的操作规范和科学的理论依据。《中华人民共和国药品管理法》规定："医疗机构必须配备依法经过资格认定的药学技术人员，非药学技术人员不得直接从事药剂技术工作"。我国卫生部颁发的《处方管理办法》（中华人民共和国卫生部令［2007］53 号）规定："取得药学专业技术职务任职资格的人员方可从事处方调剂工作"。《医疗机构药品监督管理办法（试行）》（国食药监安［2011］442 号）规定："医疗机构应当配备与药品调配和使用相适应的、依法经资格认定的药学技术人员负责处方的审核、调配工作"。《医疗机构药事管理规定》（卫医政发［2011］11 号）规定："医疗机构不得使用非药学专业技术人员从事药学专业技术工作或者聘其为药学部门主任"。这些规定充分说明药剂工作具有很强的专业技术性。

（2）效益双重性　医院的宗旨是救死扶伤，防病治病，保护人民的身体健康，为社会服务。药剂科下属各业务部门都是医院的重要组成部分，一方面，其服务质量直接影响到医院的社会效益，另一方面，其业务工作对医院的经济活动也起着举足轻重的作用，可以说与医院的经济效益息息相关。因此，医院药剂工作具有社会效益与经济效益并重的特点。

（3）政策法规性　医院药剂工作是科学知识与政策法规相结合的具体体现。医院药剂工作是在政府有关部门的政策指导下和国家的法律范围内进行的。药品的生产、经营、使用都必须依法行事。

（4）咨询指导性　药学技术人员在自己的工作中，充分利用自己所掌握的药学知识，积极开展以指导患者安全、有效、经济、合理用药为宗旨的用药咨询工作，具有普遍的咨询指导性。

（5）服务广泛性　药剂工作的中心任务是为临床服务；药剂工作的最终点是为患者服务。患者来自社会各阶层，因此，医院药剂工作具有服务的广泛性。

（6）机构分散性　药剂科下属部门较多，且分散在医院不同的地理区域，构成了医院药剂工作点多、面广、机构分散的特点。

三、医院药学人员的技术职称和主要职责

1. 药剂人员的技术职称

（1）高级职称　主任药师（主任中药师）、副主任药师（副主任中药师）。

（2）中级职称　主管药师（主管中药师）。

（3）初级职称　药师（中药师）、药士（中药士）。

2. 药剂人员主要职责

（1）主任药师（主任中药师）主要职责

① 在院长领导下，主持药剂科的日常科学技术工作，组织有关人员制定技术操作规程和自配药物制剂的质量要求，并组织实施。

② 组织领导本科业务技术工作，参加调配复杂的方剂、制剂和加工炮制，研究解决技术上的疑难问题，组织有关人员进行科学实验，并总结经验、审议成果、写出资料。收集国内外药学技术情报，介绍国内外有关药学动态。

③ 安排布置并督促、检查本科人员业务技术学习，组织有关人员经常深入各科室检查药品质量和使用、保管情况，发现问题及时处理。

④ 主持制定技术人员和进修生的培训规划，负责本科人员的技术考核和业务学习，不断提高工作水平。

（2）副主任药师（副主任中药师）主要职责　协助主任药师工作，在无主任药师的情况下，执行主任药师职责。

（3）主管药师（主管中药师）主要职责　在主任药师领导下履行主管药师（主管中药师）的职责，并对药师（中药师）的工作进行技术指导。

（4）药师（中药师）主要职责　药师在主任药师领导和主管药师指导下进行工作。

① 负责药品采购供应、处方或者用药医嘱审核、药品调剂、静脉用药集中调配和医院制剂配制，指导病房（区）护士领取、使用与管理药品。

② 参与临床药物治疗，进行个体化药物治疗方案的设计与实施，开展药学查房，为患者提供药学专业技术服务。

③ 参加查房、会诊、病例讨论和疑难、危重患者的医疗救治，协同医师做好药物使用遴选，对临床药物治疗提出意见或调整建议，与医师共同对药物治疗负责。

④ 开展抗菌药物临床应用监测，实施处方点评与超常预警，促进药物合理使用。

⑤ 开展药品质量监测，药品严重不良反应和药品损害的收集、整理、报告等工作。

⑥ 掌握与临床用药相关的药物信息，提供用药信息与药学咨询服务，向公众宣传合理用药知识。

⑦ 结合临床药物治疗实践，进行药学临床应用研究；开展药物利用评价和药物临床应用研究；参与新药临床试验和新药上市后安全性与有效性监测。

⑧ 其他与医院药学相关的专业技术工作。

（5）药士（中药士）的主要职责　药士（中药士）在主任药师的领导和药师的指导下进行工作。

① 担任药品的计划、采购、收方、调剂、核对、发药和制备制剂、制剂检查、保管、统计、检查及中药加工炮制等工作。

② 对药剂员的工作进行技术指导。

四、医院药学人员的职业道德

医院药学职业道德是一般社会道德在医院药事活动中的特殊表现，是医院药学人员在执业过程中应当遵循的行为准则和规范。为保证患者用药安全有效，提高药剂工作质量具有重要作用。

医院药学人员在执业过程中与患者、与同事、与医生，对集体、对国家、对社会发生职业联系时，要始终遵循：坚持药品质量第一，保证药品安全有效，满足人民防病治病要求，全心全意为人民健康服务的基本原则。医院药学人员职业道德的基本要求如下。

1. 竭诚为患者服务

患者是为解除疾病痛苦而来医院就医取药的，药师要树立全心全意为患者服务的思想，急患者所急，想患者所想，帮患者所需，及时为患者提供所需药品。药师对患者应礼貌、热情、和气、文明，应清楚地向患者交代药品的用法和注意事项，耐心解答患者提出的问题，为患者安全、有效、合理地使用药品提供最佳服务。

2. 保护患者隐私

药师要时时处处尊重患者，保护患者隐私权，不得泄露患者隐私，展现良好的医德医风。

3. 严格执行药剂工作制度

处方调配，制剂制备的质量直接关系到患者的生命安危和治疗效果，药剂人员要本着对患者高度负责的态度，严格自觉地执行医院药剂工作制度，按有关规定从事有关技术操作，防止差错事故发生。

4. 重视知识技术的更新

药学理论发展迅速，药学技术不断进步。药师要注重学习药学新知识、新技术，更新药学领域新信息，认真总结工作经验，不断提高自己的专业知识和业务水平。

5. 正确处理个人利益和社会效益的关系

药师应以患者的最大利益为前提，不得向任何人提供已知或怀疑有害健康的任何物质和药品。反对以权谋私，以掌管的药品做交易，趁患者之危勒索患者，不乱抬药价，不出售假劣药品，把社会效益放在首位。

6. 遵纪守法

认真执行有关药品管理的法规和制度。坚决抵制药品购销活动中的不正之风和违法乱纪行为。

7. 团队精神

自己要努力做得最好，同时也要帮助同事做得最好，这就是团队精神。当同事征求意见或请求帮助时，应乐于提供帮助，不应向同事隐瞒自己的知识和经验。应主动将药品信息和动态告知医师和同事，促进彼此协作，同心协力为患者服力。团结同事，公私分明，热爱集体，爱岗敬业，正确处理工作关系。

五、医院从业人员基本行为规范

1. 以人为本，践行宗旨

坚持救死扶伤、防病治病的宗旨，发扬大医精诚理念和人道主义精神，以患者为中心，全心全意为人民健康服务。

2. 遵纪守法，依法执业

自觉遵守国家法律法规，遵守医疗卫生行业规章和纪律，严格执行所在医疗机构的各项制度规定。

3. 尊重患者，关爱生命

遵守医学伦理道德，尊重患者的知情同意权和隐私权，为患者保守医疗秘密和健康隐私，维护患者合法权益；尊重患者被救治的权利，不因种族、宗教、地域、贫富、地位、残疾、疾病等歧视患者。

4. 优质服务，医患和谐

言语文明，举止端庄，认真践行医疗服务承诺，加强与患者的交流与沟通，积极带头控烟，自觉维护行业形象。

5. 廉洁自律，恪守医德

弘扬高尚医德，严格自律，不索取和非法收受患者财物，不利用执业之便谋取不正当利益；不收受医疗器械、药品、试剂等生产、经营企业或人员以各种名义、形式给予的回扣、提成，不参加其安排、组织或支付费用的营业性娱乐活动；不骗取、套取基本医疗保障资金或为他人骗取、套取提供便利；不违规参与医疗广告宣传和药品医疗器械促销，不倒卖号源。

6. 严谨求实，精益求精

热爱学习，钻研业务，努力提高专业素养，诚实守信，抵制学术不端行为。

7. 爱岗敬业，团结协作

忠诚职业，尽职尽责，正确处理同行同事间关系，互相尊重，互相配合，和谐共事。

8. 乐于奉献，热心公益

积极参加上级安排的指令性医疗任务和社会公益性的扶贫、义诊、助残、支农、援外等活动，主动开展公众健康教育。

六、药学技术人员行为规范

药学技术人员既要遵守医疗机构从业人员基本行为规范，又要遵守与职业相对应的药学技术人员行为规范。

(1) 严格执行药品管理法律法规，科学指导合理用药，保障用药安全、有效。

(2) 认真履行处方调剂职责，坚持查对制度，按照操作规程调剂处方药品，不对处方所列药品擅自更改或代用。

(3) 严格履行处方合法性和用药适宜性审核职责。对用药不适宜的处方，及时告知处方医师确认或者重新开具；对严重不合理用药或者用药错误的，拒绝调剂。

(4) 协同医师做好药物使用遴选和患者用药适应证、使用禁忌、不良反应、注意事项和使用方法的解释说明，详尽解答用药疑问。

(5) 严格执行药品采购、验收、保管、供应等各项制度规定，不私自销售、使用非正常途径采购的药品，不违规为商业目的统方。

(6) 加强药品不良反应监测，自觉执行药品不良反应报告制度。

七、处方

(一) 处方的含义

处方是指由注册的执业医师和执业助理医师（以下简称“医师”）在诊疗活动中为患者开具的、由取得药学专业技术职务任职资格的药学专业技术人员（以下简称“药师”）审核、调配、核对，并作为患者用药凭证的医疗文书。处方包括医疗机构病区用药医嘱单。

处方是药学专业技术人员为患者调配、发药的凭据。处方开具者与处方调配者之间的书面依据，具有法律、技术和经济上的意义。

(二) 处方的分类

处方按其性质一般分为法定处方、医师处方、协定处方三类。

1. 法定处方

法定处方指《中华人民共和国药典》、局（国家食品药品监督管理局）颁标准收载的处方，具有法律约束力。在制备法定制剂时应严格按此执行。

2. 医师处方

医师处方是医师为患者诊断、治疗和预防用药所开具的处方。

3. 协定处方

医院药剂科与临床医师根据医院日常医疗用药的需要共同协商制定的处方。一般适用于使用频率较高的药品，可提高工作效率，减少患者取药等候的时间，可提前大量配制和储备。每个医院的协定处方仅限于在本医院使用。

(三) 处方的意义

1. 法律性

医师具有诊断权和处方权，但无调配处方权。药师有审核、调配处方权，但无诊断权和处方权。因开具处方不正确所造成的医疗差错或事故，由处方医师承担相应的法律责任。因调配处方不正确所造成的医疗差错或事故，由有关药师承担相应的法律责任。处方是用药和发药凭证，是追究责任人的有效凭证。

2. 技术性

开具和调配处方需要很强的专业技术，需由经资格认定的医药卫生技术人员担任。只有经注册的执业医师和执业助理医师才有处方权，才能为患者开具处方；只有药学技术人员才能调配处方。

3. 经济性

处方是药房药品消耗及药品经济收入结账的凭证和原始依据，也是患者用药的真实凭证。

(四) 处方的组成

处方格式由处方前记、处方正文和处方后记三部分组成。处方样式见表 1-1。

表 1-1　处方样式

××××医院处方笺　[普通处方 自保离]	××××医院处方笺　[儿科处方]
No 001234567	No 001234568
医保、离休证号：______ ______ 年____月____日	______ 年____月____日
姓名：______性别：______ 年龄：______科别______	姓名：______性别：______ 年龄：______科别______
门诊/住院号：______床号：______ 诊断：______	门诊/住院号：______床号：______ 诊断：______
R：	R：
医师：______	医师：______
费用：______医保自费：______审核：______	费用：______医保自费：______审核：______
调配：______复核：______发药：______病人签：______	调配：______复核：______发药：______病人签：______

注：1. 普通处方为白色；儿科处方为淡绿色；麻醉药品处方为淡红色；急诊处方为淡黄色。

2. 处方中自、保、离分别代表自费患者、参加医疗保险患者、离休人员。

1. 处方前记

处方前记包括医院名称、费别、患者姓名、性别、年龄、门诊或住院病历号、科别或病区和床位号、临床诊断、开具日期等，并可添列特殊要求的项目。

麻醉药品和第一类精神药品处方还应当包括患者身份证号码，代办人姓名、身份证号码。

处方前记也称为处方的自然项目。

2. 处方正文

以 Rp 或 R（拉丁文 *Recipe*“请取”的缩写）标示，分列药品名称、剂型、规格、数量、用法、用量。

3. 处方后记

处方后记包括医师签名或者加盖专用签章、药品金额以及审核、调配、核对、发药药师签名或者加盖专用签章。

（五）电子处方的要求

医师利用计算机开具、传递普通处方时，应当同时打印出纸质处方，其格式与手写处方一致。应有处方医师审核、调配、复核、发药的药学专业技术人员的签名。打印的纸质处方经签名或者加盖签章后有效。药师核发药品时，应当核对打印的纸质处方，无误后发给药品，并将打印的纸质处方与计算机传递处方同时收存备查。

八、医院处方管理

中华人民共和国卫生部颁布的《处方管理办法》（中华人民共和国卫生部令［2007］53号）对医院处方管理做了如下规定。

1. 处方制度

(1) 处方药必须凭医师处方销售、调剂和使用。医师处方和药学专业技术人员调剂处方应当遵循安全、有效、经济的原则，并注意保护患者的隐私权。

(2) 经注册的执业医师在注册地点取得处方权。经注册的执业助理医师开具的处方须经所在执业地点执业医师签字或加盖专用签章后方有效。经注册的执业助理医师在乡、民族乡、镇的医疗、预防、保健机构执业，在注册的执业地点取得处方权。医师被责令暂停执业、被责令离岗培训期间或被予注销、吊销执业证书后，其处方权即被取消。

(3) 药师不得擅自修改处方，如处方有错误应通知医师更改后配发。凡处方不合规定者药师有权拒绝调配。

(4) 开具麻醉药品、精神药品、医疗用毒性药品、放射性药品的处方须严格遵守有关法律法规和规章制度的规定。

(5) 处方开具当日有效。特殊情况下需延长有效期的，由开具处方的医师注明有效期，但有效期最长不得超过 3 天。超过期限须经医师更改日期，重新签字方可调配。

(6) 处方印刷用纸的要求：麻醉药品处方为淡红色，急诊处方为淡黄色，儿科处方为淡绿色，普通处方为白色。

(7) 处方医师的签名式样和专用签章必须与在药房留样的式样一致，不得任意改动，否则应重新登记留样备案。

(8) 处方一般不超过 7 日用量；急诊处方一般不超过 3 日用量；对于某些慢性病或特殊情况可酌情适当延长。

(9) 医师不得为本人或家属开处方。

（10）药品名称应当使用规范的中文名称书写，以《中华人民共和国药典》收载或药典委员会公布的《中国药学通用名称》或经国家批准的专利药品名为准。如无收载，可采用通用名或商品名。药名简写或缩写必须为国内通用写法。没有中文名称的可以使用规范的英文名称书写。医师、药师不得自行编制药品缩写名称或者使用代号。中成药和医院制剂品名的书写应当与正式批准的名称一致。

（11）处方上药品数量与剂量一律用阿拉伯数字书写。剂量应当使用公制单位：重量以克（g）、毫克（mg）、微克（μg）、纳克（ng）等为单位；容量以升（L）、毫升（ml）为单位；以国际单位（IU）、单位（U）计算。片剂、丸剂、胶囊剂、冲剂分别以片、丸、粒、袋为单位；溶液剂以支、瓶为单位；软膏以支、盒为单位；注射剂以支、瓶为单位，并注明含量；饮片以剂或副为单位。

（12）一般处方保存一年，到期登记后由院长、副院长批准销毁。

（13）对违反规定、乱开处方、滥用药品的情况，药师有权拒绝调配，情节严重者应报告院长、业务副院长或主管部门检查处理。

（14）药师（药士）有权监督医生科学用药、合理用药。

2. 处方权限及相关问题

处方权限是指医师所在注册医院授权医师处方药品的范围。一般由医院医务处（部）代表医院，以《处方授权书》文件形式下发。处方权限分为普通西药处方权、中成药处方权、中药处方权、精神药品处方权、麻醉药品处方权等。医师只能在授权范围内开具药品。

（1）执业医师或助理执业医师经注册后方具有处方资格。

① 经注册的执业医师在执业地点取得相应的处方权。经注册的执业助理医师在医疗机构开具的处方，应当经所在执业地点执业医师签名或加盖专用签章后方有效。

② 经注册的执业助理医师在乡、民族乡、镇、村的医疗机构独立从事一般的执业活动，可以在注册的执业地点取得相应的处方权。

③ 执业医师必须经过麻醉药品和第一类精神药品使用知识和规范化管理的培训并考核合格后，方可取得麻醉药品和第一类精神药品的处方权。医师取得麻醉药品和第一类精神药品处方权后，方可在本机构开具麻醉药品和第一类精神药品处方，但不得为自己开具该类药品处方。

④ 执业医师必须经过抗菌药物临床应用知识和规范化管理的培训并考核合格后，方可获得相应的处方权。

具有高级专业技术职务任职资格的医师，可授予特殊使用级抗菌药物处方权；具有中级以上专业技术职务任职资格的医师，可授予限制使用级抗菌药物处方权；具有初级专业技术职务任职资格的医师，在乡、民族乡、镇、村的医疗机构独立从事一般执业活动的执业助理医师以及乡村医生，可授予非限制使用级抗菌药物处方权。

（2）有处方资格的医师经科主任提名，医务部门审核、院长批准、登记备案，并将本人签字及专用签章式样在药房、医务部门留样备查。

（3）本单位增加有处方权的医师或有处方权的医师调离本单位及停止医师处方权时，医务部门应及时以书面形式通知药学部门，以免在法律上引起纠纷。

（4）实习医生和进修医生在一定期限内没有处方权，必须在上一级医师指导下开具处方，并经上或带培医师签字后才有效。

3. 处方书写及相关要求

（1）每张处方限于一名患者的用药。

（2）处方一般用钢笔或毛笔书写，字迹要清楚，不得涂改。若有涂改，医师必须在涂改处签名及注明修改日期。药师方可调配。

(3) 处方一律用规范的中文或英文名称书写。不得自行编制药品缩写名或用代号。

(4) 书写药品名称、剂量、规格、用法、用量要准确规范，不得使用"遵医嘱"、"自用"等含糊不清的字句。

(5) 年龄项要写实足年岁，婴幼儿写日龄、月龄。必要时要注明体重。

(6) 西药、中成药、中药饮片要分别开具处方。

(7) 西药、中成药处方每一种药品需另起一行。每张处方不得超过5种药品。

(8) 中药饮片处方可按君、臣、佐、使的顺序排列，对药物调剂、煎煮的特殊要求要注明在药品之后上方，并加括号，如先煎、后下、包煎、烊化或冲服等。对药物的产地、炮制有特殊要求，要在药名之前写出。

(9) 开具处方的空白处应画一斜线，以示处方完毕。

(10) 患者姓名必须是患者的真实姓名。

4. 书写药品名称规则

(1) 药品名称以《中华人民共和国药典》收载或药典委员会公布的《中国药品通用名称》或经国家批准的专利药名为准。如无收载，可采用通用名或商品名。药名简写或缩写必须为国内通用写法。

(2) 中成药和医院制剂品名的书写应当与正式批准的名称一致。

(3) 医师开具处方的药品名与配发药品的名称必须一致。

同一种药如有不同的商品名，如处方名称与所配发药品的商品名不同，仍应由处方医师重新修改，药师不准擅自做主用成分相同而商品名不同的药品相互替换，如需更换应让处方医师修改处方。避免引起患者的误解和纠纷。

5. 用药剂量与剂量单位规则

(1) 用药剂量　用药剂量是指每次的使用量，简称用量。药品用量一般应按照药品说明书中的常用剂量使用。

(2) 超剂量用药　特殊情况需超剂量用药时，医师应注明原因并在剂量旁再次签字（以示负责），药师方可调配，否则，对超剂量的处方，应当拒绝调配，退回处方医师更正。

(3) 处方上药品数量与剂量一律用阿拉伯数字书写　剂量应当使用公制单位：重量以克(g)、毫克(mg)、微克(μg)、纳克(ng)等为单位；容量以升(L)毫升(ml)为单位；以国际单位(IU)、单位(U)计算。片剂、丸剂、胶囊剂、冲剂分别以片、丸、粒、袋为单位；溶液剂以支、瓶为单位；软膏以支、盒为单位；注射剂以支、瓶为单位，并注明含量；饮片以剂或副为单位。

6. 处方限量规则

(1) 急诊处方　急诊处方一般不得超过3日用量。

(2) 门诊处方　门诊处方一般不得超过7日常用量；某些慢性病、老年病或特殊情况，处方用量可适当延长，但医师必须注明理由。

(3) 麻醉药品处方

① 门（急）诊处方麻醉药品注射剂，每张处方为一次常用量；控缓释制剂，每张处方不得超过7日常用量；其他剂型，每张处方不得超过3日常用量。

② 门（急）诊癌症疼痛患者和中、重度慢性疼痛患者，麻醉药品注射剂，每张处方不得超过3日常用量；控缓释制剂，每张处方不得超过15日常用量；其他剂型，每张处方不得超过7日常用量。

③ 住院处方麻醉药品，每张处方为1日常用量。

④ 对于需要特别加强管制的麻醉药品，盐酸二氢埃托啡处方为一次常用量，仅限于二级以上医院内使用；盐酸哌替啶处方为一次常用量，仅限于医院内使用。

(4) 精神药品处方

① 第一类精神药品处方　门(急)诊处方，第一类精神药品注射剂，每张处方为一次常用量；控缓释制剂，每张处方不得超过7日常用量；其他剂型，每张处方不得超过3日常用量。哌甲酯用于治疗儿童多动症时，每张处方不得超过15日常用量。

门(急)诊癌症疼痛患者和中、重度慢性疼痛患者，第一类精神药品注射剂，每张处方不得超过3日常用量；控缓释制剂，每张处方不得超过15日常用量；其他剂型，每张处方不得超过7日常用量。

住院处方，第一类精神药品每张处方为1日常用量。

② 第二类精神药品处方　第二类精神药品一般每张处方不得超过7日常用量；对于慢性病或某些特殊情况的患者，处方用量可以适当延长，医师应当注明理由。

(5) 医疗用毒性药品处方　医疗用毒性药品处方不得超过2日剂量。

7. 处方调配规则

(1) 处方调配与审核、配发药品的药学技术人员，必须是取得药学专业技术职务任职资格的人员。

(2) 药品在发给患者前，必须经双人核对。

(3) 发药必须由药师以上专业技术人员担任。

(4) 接到处方后应仔细审核、检查，及时调配，发现问题应立即与开具处方的医师联系解决。

书写缺项者要求其补写。对有配伍禁忌或者超剂量处方，应当拒绝调配。必要时经处方医师更改或重新签字，方可调剂配发。

(5) 药学技术人员对处方所列药品不能擅自更改或使用代用品。

(6) 药学技术人员调配处方时应做到“四查十对”。

查处方，对科别、姓名、年龄。

查药品，对药名、剂型、规格、数量。

查配伍禁忌，对药品性状、用法用量。

查用药合理性，对临床诊断。

(7) 发出药品应注明患者姓名、药品名称、用法、用量。

(8) 发出药品应向患者交代清楚每种药品的用法、用量、注意事项，以提高患者用药的依从性。

(9) 超过期限的处方需经开具处方医师或同专业医师重新签字方可调配。

(10) 药师有权监督医师的合理用药，发现问题有权提出质疑或拒绝调配；对违反规定滥用药物或药物滥用者应及时报告。

8. 处方保管与销毁规则

(1) 已调配处方的保管　普通处方、急诊处方、儿科处方保存期限为1年，医疗用毒性药品、第二类精神药品处方保存期限为2年，麻醉药品和第一类精神药品处方保存期限为3年。

处方保存期满后，经医院主要负责人批准、登记备案，方可销毁。

(2) 处方笺的印制和空白处方笺的保存　处方笺由当地卫生行政部门统一格式，指定印刷厂印制；空白处方笺由库房统一保管，发出应登记签字。

思考题

1. 医院药品管理的组织机构主要由哪些部门组成？
2. 药事管理与药物治疗学委员会的组成人员有哪些？
3. 药剂科的基本任务是什么？
4. 医院药学技术人员职业道德的基本要求是什么？
5. 医院从业人员基本行为规范是什么？
6. 处方具有的法定含义和重要意义是什么？
7. 处方由哪几部分组成？

第二单元　医院门诊药房处方调配技能

【课程描述】

本单元是为医院门诊药房处方调配工作而开发的专业技术单元。实施依据为《中华人民共和国药品管理法》、卫生部《处方管理办法》（中华人民共和国卫生部令［2007］53号）、《抗菌药物临床应用管理办法》（中华人民共和国卫生部令［2012］84号）和《麻醉药品和精神药品管理条例》（国务院令第442号）。

【学习要点】

门诊药房处方调配工作过程包括准备、处方调配、处方统计、交接班、结束五个程序。每个程序都有具体的操作规范及要求。处方调配程序分为收方、处方审核、调配药品、核对、发药五个环节。其中处方审核是一项技术要求较高的工作。

门诊药房处方调配工作过程包括准备→处方调配→处方统计→交接班→结束五个程序。每个程序即为一个能力点。每个能力点都有具体的操作规范及要求，要严格遵守和执行。

一、准备

做好处方调配的工前准备工作是医院对药剂人员的规范性要求，必须按规定认真做好。工前准备包括更衣（穿工作服、戴工作帽）、佩戴工作牌、交接班、进岗等事项，每项都有具体的要求，要认真做好。

（一）更衣

在更衣室更换工作服、工作帽的过程称为更衣。药剂人员进入工作岗位前首先要进入更衣室更衣。

1. 更衣操作

（1）进入更衣室（或生活间）更换工作服，戴好工作帽。

（2）换下的衣、帽放到指定地方。

（3）对镜自检，衣帽整洁。

2. 实施标准

（1）工作服、工作帽要清洁，不得有脏污不洁现象。

（2）工作服、工作帽不得破损、开裂，纽扣不得缺失。

（3）穿戴要整洁、规范。不准衣领不整、帽子不正。

医院门诊药房是展示医院良好形象的一个窗口，在门诊药房从事处方调配工作的药剂人员每时每刻都展示着医院的形象，所以，要求药剂人员一定要衣帽整洁。衣帽整洁不仅是自我良好形象的表现，能给人以美的感受，愉悦心情，提高精神状态，同时，良好的形象也是对别人的尊重，是医院整体形象的体现。

（二）佩戴工作牌

工作牌是个人在医院中身份、职业、技术能力的展现，是个人正在工作期间的标志。因此，医院要求所有员工都要佩戴工作牌。

实施标准：按医院要求规范佩戴。

（三）交接班

当日值班的药剂人员，穿戴完毕后，从生活区进入调配室与前班药剂人员进行交接班。调剂室24小时工作的连续性，决定了交接班制度的重要性。

1. 交接班操作

（1）清点麻醉药品、精神药品及贵重药品处方，核对数量。

（2）交接新增（减）药品的品种。

（3）交接本班药价变化。

（4）交接药品供应等情况。

（5）交接上班未完成需下班继续完成的工作。

（6）认真填写交接班记录本，双方交接事项完成后，由交、接双方签字。

2. 实施标准

（1）以上内容顺序交接清楚。

（2）交接双方无异意，双方均签字确认。

（四）进岗

1. 进岗操作

（1）药剂人员穿戴完毕后，从生活区进入调配室各自工作岗位（值班人员接班后进入工作岗位），待命。

（2）收方人员打开电脑，按操作规程进入收方程序，等候患者前来。

2. 实施标准

（1）进岗后不准撤离岗位。

（2）不准在调配室接待客人。

（3）不得边工作边聊天。

（4）操作电脑要规范。严格遵守操作规程。

药剂人员进入工作岗位后，要坚守工作岗位，不得擅离。特别是收方窗口的药剂人员，特殊情况需要暂时离开的，必须有其他药剂人员顶岗，不得空岗。确保及时为患者服务，避免因空岗，患者不能及时取药而引起患者不满，甚至引起医疗纠纷。有客人来访，可在安排好工作后到生活间接待。不准边工作边聊天，以免因精神不集中而发生差错。

准备工作完成后进入处方调配程序。

二、处方调配

处方调配是指药房调剂人员，按医师处方要求进行调配发药的过程。处方调配的操作程序为以下五个环节。

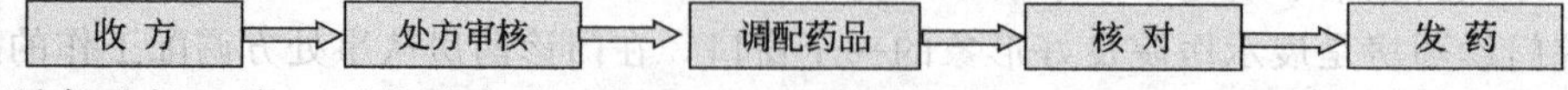

按顺序进行，前一环节没完成不得进入下一环节。

（一）收方

药剂人员从患者（或取药者）手中接收处方并进行审查的过程称为收方。药剂人员从患者手中接过处方后，要对处方相关内容进行审查，审查合格的处方才能正式接收，否则，应予以退回。审查的主要内容如下。

1. 处方是否收费

药剂人员从患者手中接过处方后，首先要查看处方是否收费，确认该处方已在本院收费处交费后才能接收。确认处方是否收费的方法如下。

① 查看处方收费凭证。收费凭证一般粘贴在处方背面。

② 有电脑联网的药房，按规定程序输入“处方号”（或规定的其他项目），查询并确认处方已在收费处交费。

如果没有交费，应和蔼地告知患者（或取药者）本处方需要交费，并详细告诉患者（或取药者）收费处位置及走向。热情地为患者提供服务，显示药学人员良好的职业素质，展示医院优质的服务形象。

药品是有价值的商品，药房发出的药品要进行经济核算，按我国现行规定，医院药品需要收费。

2. 处方的合法性

审核处方医师是否具有处方权，是否在其权限内开写药品，审核不合法处方不予调配。无处方权限处方要及时与处方医师联系更正。

3. 处方是否在有效期内

处方当日有效。特殊情况下，处方医师注明有效期限，但最长不得超过 3 天。过期处方不予调配。要告知患者处方已过期，需找原处方医师更改日期，并重新签字后方可调配。

经审查已经交费、合法、并在有效期内的处方转入处方审核环节。

（二）处方审核

处方审核是保证患者安全、有效、合理用药的第一关，是一项技术性要求很高的工作。要求从事处方审核的药剂人员要有较全面的药学知识与技能。规定要由药师以上专业技术职称的人员负责。审核不合格处方不能进入下一环节。

1. 审核的主要内容

（1）处方书写是否规范。

① 处方前记书写是否规范。

② 处方后记书写是否规范。

③ 处方正文书写是否规范。

（2）处方权限是否正确。

（3）处方用药是否合理。

2. 审核实施标准

（1）处方前记　包括患者姓名、性别、年龄、日期、科别、临床诊断等项目，医师填写要完整无缺，规范正确，字迹清楚。否则就是不合格处方，不予调配，应退还处方医师更正。审核要点如下。

① 患者姓名要填写全名，必须是患者的真实姓名。不准写张氏、李氏等简写、缩写。

② 性别项医师必须填写，否则，对妇女用药的特殊性（妊娠期、哺乳期、月经期等）往往被忽略，容易导致不良后果。

③ 年龄要写实足年龄，不准写“成人”、“成”、“小儿”、“老人”等模糊年龄。特别是婴幼儿要写实足月龄、日龄。必要时要注明婴幼儿体重，以便于药师审方。因为 18 岁以上

的人都是成年人，但 60 岁以上老人的用药量只是一般成人用量的 3/4，婴幼儿和儿童因年龄不同，用药量相差更大，不规范的书写给药师审方带来困难。

④ 处方当日有效，超过期限须经医师更改日期，重新签字方可调配。

⑤ 除特殊情况外必须注明临床诊断，以便于药学专业技术人员审核处方。

(2) 处方后记　处方医师签字要完整，不准只签姓或名，签字式样要与药房的医师签字留样一致，字迹清楚。否则就是不合格处方，不予调配，应退还处方医师更正。审核要点如下。

① 开写处方的医师必须是在本医院注册，并已取得处方权的医师。

② 处方医师的签名和专用签章必须与在药学部门留样的样式相一致。

(3) 处方权限　审核要点如下。

① 医师必须在本人处方权限内开写药品。

② 医师不得为本人或家属开具处方。

③ 每张处方限于一名患者的用药。

(4) 处方书写　处方书写必须规范，否则为不合格处方，不予调配。审核要点如下。

① 每张处方限于一名患者的用药。

② 字迹清楚，不得涂改；如需修改，应当在修改处签名并注明修改日期，药师方可调配。

③ 药品名称的书写要正确。药品名称应当使用规范的中文名称书写，没有中文名称的可以使用规范的英文名称书写；不得自行编制药品缩写名称或者使用代号；药品名称一般以《中华人民共和国药典》和国家药典委员会颁发的《中国药品通用名称》或经国家批准的专利药品名为准。上述资料未收载的药品可用通用名或商品名。药名简写或缩写必须为国内通用写法。

④ 西药和中成药可以分别开具处方，也可以开具一张处方，中药饮片应当单独开具处方。

⑤ 开具西药、中成药处方，每一种药品应当另起一行，每张处方不得超过 5 种药品。

⑥ 中药饮片处方的书写，一般应当按照"君、臣、佐、使"的顺序排列；调剂、煎煮的特殊要求注明在药品右上方，并加括号，如布包、先煎、后下等；对饮片的产地、炮制有特殊要求的，应当在药品名称之前写明。

⑦ 药品用法用量应当按照药品说明书规定的常规用法用量使用，特殊情况需要超剂量使用时，应当注明原因并再次签名。药品用法用量可用规范的中文、英文、拉丁文或者缩写体书写，但不得使用"遵医嘱"、"自用"等含糊不清字句。

用法与用量一般用中文或外文缩写表示，如每次×mg (ml)，每日×次。

常见情况举例：

1# 　tid，P. O. (每次 1 片，每日 3 次，口服)

2# 　bid，P. O. (每次 2 片，每日 2 次，口服)

2# 　3 次/日，口服 (每次 2 片，每日 3 次，口服)

2 片　3 次/日，口服 (每次 2 片，每日 3 次，口服)

×mg　I. M.　qd (每次×mg，肌内注射，每日 1 次)

常见外文书写见表 2-1。

表 2-1　常用的外文缩写

a. m.	上午	qd	每天
p. m.	下午	qh	每小时(例：q6h，每 6 小时 1 次)
h	小时	qn	每晚
h. s.	临睡时	st	立即
a. c.	饭前	I. M.	肌内注射
P. c.	饭后	I. V.	静脉注射
bid	每日 2 次	P. O.	口服
tid	每日 3 次	gtt	滴
qid	每日 4 次	U	单位

⑧ 开具处方后的空白处画一斜线以示处方完毕。

⑨ 药品剂量与数量用阿拉伯数字书写。剂量应当使用法定剂量单位：重量以克（g）、毫克（mg）、微克（μg）、纳克（ng）为单位；容量以升（L）、毫升（ml）为单位；以国际单位（IU）、单位（U）计算；中药饮片以克（g）为单位。片剂、丸剂、胶囊剂、颗粒剂分别以片、丸、粒、袋为单位；溶液剂以支、瓶为单位；软膏及乳膏剂以支、盒为单位；注射剂以支、瓶为单位，应当注明含量；中药饮片以剂或副为单位。

⑩ 药品规格书写不得含糊。药品规格要与所开药品的药品说明书一致。有时处方中开写××药一盒，每日×次，每次×片。没有规格，药剂人员不能配发，因为一种药品有时会有不同的剂型、规格和包装。必须让医师修改处方。

（5）处方用药　处方用药要安全、合理。审核要点如下。

① 药品用量是否正确：用药剂量与患者的年龄、性别，患者的生理状态，患者的病理状态有非常重要的关系，要特别注意婴幼儿、老年人、妇女（妊娠期、哺乳期、月经期等）、肝肾功能不良者等特殊患者的用药剂量与药品说明书是否一致。如果超剂量用药，医师应注明原因并在剂量旁再次签字（以示负责），方可调配。否则，对超剂量的处方，应当拒绝调配，退回处方医师更正。处方用药限量应符合有关规定（见第一单元）。

② 药品的用药时间及用药间隔时间要合理：有的药需饭前服，如多潘立酮、西沙必利等宜在饭前半小时服用；有的药品需饭后服，如含有氢氧化镁、三硅酸镁治疗消化性溃疡的复方制剂，宜在饭后一小时服用。

③ 处方中药品是否需要皮内敏感性试验（皮试）：医师处方中如有青霉素、精制破伤风抗毒素（T.A.T）等需要做皮试的注射剂时，必须注明“皮试”，审核处方时，如有需要做皮试的药品，要向患者说明先做皮试。如果皮试阳性，需让医师改用其他药品；如果皮试阴性，必须在处方上注明“皮试阴性”，同时写明皮试所用药品的批号，方可收方。

凡说明书中提示“对青霉素过敏者禁用”的口服制剂（如胶囊剂、片剂、颗粒剂等），用前需做青霉素钠的皮试，皮试阴性者才能用药，皮试阳性者禁用，需让医师改用其他药品。

处方中如有磺胺类药品（包括含磺胺类药品的复方制剂），应询问患者是否对磺胺类药物过敏，有对磺胺类药物过敏史者禁用。需让医师改用其他药品。

④ 给药途径是否恰当：正确的给药途径是保证药品发挥治疗作用的关键之一，也是药师审核处方的重点，在审核处方时一定要读懂看清，以免发生差错。同一种药品，不同的给药途径，可产生不同的药理作用。如硫酸镁，外用可消炎；口服可导泻、利胆；注射可降血压和抗惊厥。因此，药师要熟悉各种药品的给药途径，以便根据病情和治疗目的做出正确选择。

临床常用的给药途径有口服、舌下含服、肌内注射、皮下注射、静脉滴注（或注射）、外用、直肠给药、阴道给药、灌肠等给药途径。另外，还有皮内注射、椎管内注射、胸腔内注射、关节腔内注射等给药途径。

⑤ 配伍禁忌和相互作用：配伍禁忌是指药品在体外配伍时出现的变化。相互作用是指药品在体内发生的配伍变化。对有配伍禁忌或者超剂量的处方，应当拒绝调配。必要时，经处方医师更正或者重新签字，方可调配。药学技术人员经处方审核后，认为存在安全问题时，应告知处方医师，请其确认或重新开具处方，并记录在处方调剂问题专用记录表上，经办药学技术人员应当签名，同时注明时间。

⑥ 对特殊管理药品，按相关管理办法执行。

⑦ 处方用药必须与临床诊断相符合。

⑧ 对处方中短缺的药品，建议医师使用其他代用品。对处方所列药品不得擅自更改或

者代用，只能建议医师更改。

⑨是否有重复给药现象。药师对药品的商品名及成分必须全面了解。医师处方时，通常以商品名居多，有时医师只知道药品的商品名，对其所含成分不太熟悉，时常出现在同一张处方中开写2个商品名不同而成分相同的药品的现象，药师要特别注意审查，避免因重复用药而导致超剂量用药。药师要及时提醒医师，指导医师合理用药。

审核工作完成后转入调配药品环节。

（三）调配药品

按照医师处方进行配药的过程称为调配药品。

1. 调配操作

（1）阅览处方　调配人员接到已交费的处方后，首先要从头到尾认真阅览处方，发现问题及时与收方人员联系解决。无误后方可进行调配。

（2）按序调配　调配时要精神集中，按次序进行调配，一张处方未调配结束前不得收第二张处方，以免药品混淆，造成差错。

（3）查看药品批准文号　调配每一种药品前，先检查该药的批准文号。批准文号是国家批准药品生产企业生产药品的文号，是药品合法性的标志之一，是防止假冒伪劣药品坑害人民群众的必要手段，并便于药品使用部门及广大人民群众的监督，是最直接、最简单的从外观即能识别药品合法性的标志之一。药师要能熟练掌握各种药品批准文号的意义。

药品批准文号的格式为：国药准字H（Z、S、J）+4位年号+4位顺序号，其中H代表化学药品，Z代表中药，S代表生物制品，J代表进口药品分包装。

《进口药品注册证》证号的格式为：H（Z、S）+4位年号+4位顺序号；《医药产品注册证》证号的格式为：H（Z、S）C+4位年号+4位顺序号，其中H代表化学药品，Z代表中药，S代表生物制品。对于境内分包装用大包装规格的注册证，其证号在原注册证号前加字母B。

新药证书号的格式为：国药证字H（Z、S）+4位年号+4位顺序号，其中H代表化学药品，Z代表中药，S代表生物制品。

需要注意的是，《医药产品注册证》适用于从港、澳、台进口的药品，《进口药品注册证》适用于从国外进口的药品。

（4）查看药品有效期　调配中应注意药品的有效期。未标明有效期、更改有效期及超过有效期的按劣药论处。

有效期是指药品在一定贮存条件下，能够保证质量的期限。药品有效期是涉及药品稳定性和使用安全性的标识，必须按规定在药品包装及说明书中予以标注。药品有效期的表示方法见表2-2。

表2-2　药品有效期的表示方法

我国药品有效期的表示方法
(1)按年月日顺序　有效期至×年×月×日，如有效期至2001年09月01日
(2)用数字表示　如有效期至2001.09;2001/09;2001-09。年份用4位数表示，月份用2位数表示(1～9月前加0)
进口药品有效期的表示方法(英文)
(1) Expiry date: Jan　2008　失效日期:2008年1月
(2) Exp. date: Jan　2008　失效日期:2008年1月
(3) Expiration date: Nov　2006　失效日期:2006年11月
(4) Expiration date: Nov. 20, 2006　失效日期:2006年11月20日
(5) Expiry: June 21/07　失效日期:2007年6月21日
(6) Use　before: Jan., 2007　2007年1月以前使用
(7) Use by 2008.6　2008年6月失效(使用至2008年5月31日)

（5）对处方所列药品不得擅自更改或者代用　调配药品必须与处方所列药品完全相同，包括商品名。不得擅自用作用相同或相似的其他药品代用，也不得擅自用成分、规格、剂型相同，仅是商品名不同的药品代用。

（6）正确书写药袋或粘贴标签　负责调配的药师要在所调配的药品包装上注明患者姓名和药品名称、用法、用量。

（7）签字　确认无误后，调配人员在处方相应处签字。

2. 实施标准

（1）严格遵守处方调配规则，正确调配。

（2）调剂处方时必须做到"四查十对"：查处方，对科别、姓名、年龄；查药品，对药名、剂型、规格、数量；查配伍禁忌，对药品性状、用法用量；查用药合理性，对临床诊断。

（3）签字要签全名，不准只签姓或名。

调配工作完成后转入核对环节。

（四）核对（复核）

对已调配的药品按照处方进行全面复查的过程称核对。核对由药师以上专业技术职称的人员负责。《中华人民共和国药品管理法》规定：医疗机构的药剂人员调配处方，必须经过核对。处方药品调配完成后，由非调配处方的药学人员进行核对。

（1）核对操作

① 核对处方的合法性：处方医师是否具有处方权，是否在其权限内开写药品，处方是否在有效期内。

② 核对处方书写是否正确：核对处方前记、处方正文和处方后记书写是否清晰、完整、规范。

③ 核对调配药品是否与处方一致：逐个核对所调配的药品及规格、剂量、用法、用量是否与处方一致。

④ 核对调配药品外观质量是否合格：逐个检查药品外观质量是否合格。

⑤ 核对处方用药是否合理。

⑥ 签字：核对无误，核对人员在处方相应处签字，以示负责。

（2）实施标准（质量控制点）

① 处方医师应具有相应的处方权限。

② 处方书写要规范。处方前记、处方正文、处方后记书写要完整、正确、规范。

③ 调配的药品、规格、剂量、用法、用量必须与处方一致。

④ 药品外观质量合格。

⑤ 处方用药必须合理。

⑥ 核对人员签名（或专用签章）样式，要与药房留样备查的式样一致。

核对工作完成后转入发药环节。

（五）发药

发药是指将调配好并经核对无误的药品发给患者的过程。发药是处方调配工作的最后环节，要使差错不出门，必须把好这一关。发药要由具有药师以上专业技术职务任职资格的人员负责。

1. 发药操作

（1）核对患者姓名　发药时应核对取药患者姓名。等候取药的患者较多，要确保将药品发给相应的患者，发药时应认真核对取药患者的姓名，防止张冠李戴。

(2) 向患者交付药品　向患者交付药品时，要将药品逐个发给患者，注射用药要逐盒开封与患者当面验收，不准将所有药品一起交给患者。

向患者交付药品时，按照药品说明书或者处方用法，进行用药交代与指导，包括每种药品的用法、用量、注意事项等。

(3) 打印并交付药品清单　医院内已电脑联网，处方在划价时已将相关信息输入电脑，在药房电脑上输入处方号（或其他规定信息）即可调出处方用药信息，按打印操作，即可打印出药品清单，药品清单主要内容包括药品名称、数量、单价、金额。将药品清单发给患者，以便患者核对。

(4) 提供咨询服务　发药时要更多地为患者提供用药咨询服务。当患者咨询有关用药问题时，药学人员应当热情、认真、详细、正确地予以解答，尽可能满足患者对用药知识的需求。药房的发药窗口是一个既发放药品又解答患者咨询的综合性工作岗位。既要准确无误保证自己的工作质量，避免差错，使患者用药安全，又要热情为患者提供药学信息服务，解答用药疑问，使患者明确按医嘱用药的意图，增强患者用药的依从性，达到治疗疾病的目的。

(5) 主动了解患者的用药史　某些患者对有些药品可发生过敏反应，患者在就诊过程中，由于种种原因，有过敏反应的药品可能会出现在处方中。因此，对一些易产生过敏反应的药品，如磺胺类药品，药剂人员要主动了解患者的用药史，确定有无过敏反应史。对有过敏反应的药品，要及时让患者与处方医师联系更换，避免出现意外。

(6) 询问病史，阅读病历　有时患者来医院看病，可能会先后在几个科室看病，不止一张处方，几张处方中可能会有同类药品，如抗生素（头孢氨苄、头孢拉定、头孢呋辛等）。药剂人员要认真询问病史，阅读病历，避免重复用药等。

(7) 做好药品不良反应登记报告工作　对患者反映出的用药不良反应，应及时收集记录，做好登记报告工作。

(8) 签名　发药完成后，发药人要在处方相应处签名或者加盖专用签章，以示负责。签名要签全名，不准只签姓或名。

2. 实施标准

(1) 认真核对患者姓名　发药时应核对取药患者姓名。要确保将药品发给正确的患者，防止张冠李戴。

(2) 逐个发药，详细说明　将处方中药品逐个发给患者，让患者当面验收，并说明用法、用量、注意事项。

(3) 热情提供用药咨询服务　发药时要热情为患者提供用药咨询服务。有易产生过敏反应的药品时，要了解患者用药过敏史，避免发生过敏反应。查看患者病历，避免患者因多科室就医，发生重复用药。

(4) 签名要规范　签名要签全名，不准只签姓或名。签名或专用签章样式要与药房留存样式一致。

处方调配工作完成后进入处方统计程序。

三、处方统计

处方统计是药房的一项重要工作，是药房计算工作量、进行经济管理的重要措施和手段。一天的处方调配工作完成后，当班药剂人员要把当天的处方进行统计处理。统计内容包括处方数量、处方金额和统计药品数量。处方统计工作包括统计→登记→封装处方→签字四个环节。

1. 统计

对当天已调配的处方数量、处方金额和统计药品数量进行统计计算的过程称为处方统计。

(1) 统计操作

① 计算出当天调配的处方数量。

② 计算出当天调配的处方金额。

③ 计算出当天调配的统计药品数量。统计药品包括麻醉药品、精神药品、毒性药品、贵重药品。

有电脑联网的药房，如果有统计计算程序，按操作规程调出，打印，即可完成。

(2) 实施标准　统计数字要准确无误。

2. 登记

把统计数字记入相应表格、账册的过程称为登记。登记是一项细致的工作，一定要认真完成，避免差错。

(1) 登记操作

① 把当日处方数量、处方金额填写在处方封面的相应处。处方封面样式举例见图 2-1。

** 医院处方封面

药　房：＿＿＿＿＿＿

处方数：＿＿＿＿＿＿

金　额：＿＿＿＿＿＿

统计人：＿＿＿＿＿＿

年　　月　　日

(a) 外面

统计药品日消耗统计表

品名	规格	单位	数量	备注

统计人：

(b) 内面

图 2-1　处方封面样式举例

② 把当日发出的贵重药品数量登记到“统计药品日消耗统计表”上。“统计药品日消耗统计表”有的医院印在处方封面的内面，有的医院单独印制。

③ 把当日发出的麻醉药品、精神药品、毒性药品的数量按特殊药品管理办法规定，专册登记。

④ 把当日发出的“统计药品”分别登记《药品明细账》，及时销账。核对账、物是否相符。

登记统计药品时，在“统计药品日消耗统计表”的空白处应画一斜线，以示书写完毕。

(2) 实施标准　统计数字准确，登记正确规范。

3. 封装处方

把调配的处方进行整理、加封面装订的过程称为封装处方。

(1) 封装处方操作

① 把当天已调配的处方叠放在一起，整理整齐。

② 用处方封面把叠放整齐的处方封装好。

③ 放入规定的地方保管。

(2) 实施标准　处方封装整齐、规范。

4. 签字

处方统计人员要在“处方封面”和“统计药品日消耗统计表”相应处签字，以示负责。实施标准如下。

① 签字位置正确。

② 签字要签全名，不能只签姓或名。

处方统计工作完成后进入交班程序。

四、交接班

交班指值班药剂人员下班前与前来接班的药剂人员进行工作交接的过程。调剂室 24 小时工作的连续性，决定了交接班制度的重要性，交班与接班药剂人员都要认真进行交接班工作。

1. 交接班内容

(1) 清点麻醉药品、一类精神药品及贵重药品处方，核对数量。

(2) 新增（减）药品的品种。

(3) 本班药价变化。

(4) 药品供应等情况。

(5) 本班未完成需下班继续完成的工作。

(6) 认真填写交接班记录本，交、接双方交接事项完成后，由交、接双方在交接记录本上相应处签字。

2. 实施标准

(1) 以上内容顺序交接清楚。

(2) 交、接双方无异意，双方均签字确认。

交班工作完成后进入结束程序。

五、结束

以上交接工作完成后，清洁卫生，到生活间更衣后结束工作。实施标准如下。

(1) 按药房有关规定清洁卫生。

（2）更换下的工作服、工作帽放到规定地方。

六、可变范围说明

（一）操作步骤的变化

由于处方划价地点和形式的不同，将引起操作步骤的变化。不同的医院，对处方划价的地点有不同的规定。划价的地点有两种情况：收费处划价和药房划价。有的规定在门诊收费处划价，有的规定在药房划价。如果处方划价在药房进行，处方调配的操作程序变为：收方→处方审核→划价→调配药品→核对→发药六个环节。

由于医院设施情况不同，划价形式也有电脑划价和人工划价两种形式，操作也有所不同。

1. 电脑划价操作

（1）进入划价程序　打开电脑，按操作规程进入划价程序。

（2）依次输入药品信息　按规定程序向电脑中输入患者姓名及药品名称、规格、数量等信息。划价时要按处方所列药品顺序依次输入，不得颠倒，以免出现差错。药品单价已存入电脑内，不需输入。处方中所有药品输入完毕，确认后，电脑自动计算出药品总价。

（3）打印药品清单　按规定程序，打印药品清单。药品清单上记录着患者姓名及药品名称、数量、单价、金额。让患者清清楚楚，明明白白。

（4）记价　划价人员要把计算的药价填写在处方的相应处。划价人要在处方相应处签字，以示负责。

（5）通知患者交费　将计价完毕的处方和打印好的药品清单一起交给患者，告知患者到收费处交费。

2. 人工划价操作

（1）依次计算　划价时要按处方所列药品顺序依次计算，不得颠倒，以免出现差错。

药价的计算方法：药价＝∑药品单价×药品数量。

药品数量的计算：根据处方书写方式的不同，计算方法也不同。

常用书写方法与计算举例：

例一：××药　12片×1盒　　2片　　tid

计算方法：数量＝1盒（或12片）；药价＝单价/盒×1（盒）或单价/片×12（片）。单价按盒或片计算，以电脑设置而定。

例二：××药　12片　　2片　　tid

计算方法：数量＝12片；药价＝单价/片×12（片）

例三：××药　2片　　tid　　3天

计算方法：数量＝2(片/次)×3(次/日)×3(天)＝18片；药价＝单价/片×18片。

（2）记价　划价人员要把计算的药价填写在处方的相应处。划价人要在处方相应处签字，以示负责。

（3）通知患者交费　将计价完毕的处方交给患者，告知患者到收费处交费。

3. 实施标准

（1）划价正确，记价准确。

（2）操作电脑要规范。要严格执行操作规程（适用于电脑划价）。

（3）签字（或专用签章）要签全名，不准只签姓或名。

（二）药学咨询服务地点变化

药学咨询服务地点有两种情况：一是在发药窗口，发药时接受患者咨询；二是在门诊药房专设“咨询服务”窗口。凡专设用药“咨询服务”窗口的，发药时如果有患者提出用药咨询，应热情、和蔼地告知患者到“咨询服务”窗口咨询。

一般较大的医院，由于取药的患者较多，经常有排队现象，如果患者都在发药窗口咨询，必然影响患者取药速度，为了方便患者，门诊量较大的医院，应专设用药“咨询服务”窗口。

思考题

1. 门诊药房处方调配工作过程包括哪几个程序。
2. 处方调配程序分为哪几个环节？
3. 调配人员对处方中没有的药品能否用成分相同而商品名不同的其他药品代替？

第三单元　住院药房药品调配技能

【课程描述】

本单元是为医院住院药房处方调配工作而开发的专业技术单元。实施依据为《中华人民共和国药品管理法》、卫生部《处方管理办法》（中华人民共和国卫生部令［2007］53号）、《抗菌药物临床应用管理办法》（中华人民共和国卫生部令［2012］84号）和《麻醉药品和精神药品管理条例》（国务院令第442号）。

【学习要点】

住院药房处方调配大多根据医嘱调配，药剂人员将药品发给护士而不是患者。工作过程包括准备、处方调配、处方统计、交接班、结束五个工序。调配操作的程序分为处理医嘱、调配、核查、发药四个环节。每一个环节都有具体的操作要求。

医师为住院患者开具处方除临时用药外，一般不用处方笺，而是用医嘱单开具。住院药房药品调配有处方调配和按医嘱摆药（根据医师医嘱调配药品）两种情况，以医嘱摆药为主。医师医嘱有长期医嘱和临时医嘱两种。一次性用药的医嘱为临时医嘱，只有用药起始时间，没有规定停药日期的医嘱为长期医嘱，长期医嘱要每天按此医嘱调配发药，直到有停药医嘱为止。只有临时用药医师才用处方笺开具，由护士到药房领药。本单元主要介绍医嘱摆药。

医师医嘱、处方笺都是由护士送达住院药房，调配好的药品直接发给护士，而不是患者，所以说，住院药房的直接服务对象是护士而不是患者，这一点与门诊药房不同。住院药房药品调配的工作过程包括：准备→处方调配→处方统计→交接班→结束五个工序。每个工序都有具体的规范和操作要求。药品调配操作的程序分为：处理医嘱、调配、核查、发药四个环节。每一环节都有具体的操作要求。要严格遵守和执行。

一、准备

做好处方调配的工前准备工作是医院对药剂人员的规范性要求，必须按规定认真做好。准备工作包括更衣（穿工作服、戴工作帽）、佩戴工作牌、交接班、进岗四个环节，每个环节都有具体的操作要求，要认真做好。

（一）更衣

在更衣室更换工作服、工作帽的过程称为更衣。药剂人员进入工作岗位前首先要进入更衣室更衣。

1. 更衣操作

参见第二单元一、（一）1. 更衣操作。

2. 实施标准

参见第二单元一、(一) 2. 实施标准内容。

住院药房一般都设在医院病区中心醒目处，医院病区不仅是患者集中的地方，而且探视患者的人员也较多。因此，住院药房是展示医院良好形象的一个窗口，在住院药房从事药品调配工作的药剂人员每时每刻都展示着医院的形象，所以要求药剂人员一定要衣帽整洁。衣帽整洁不仅是自我良好形象的表现，能给人以美的感受，愉悦心情，提高精神状态，同时良好的形象也是对别人的尊重，是医院整体形象的体现。

(二) 佩戴工作牌

参见第二单元一、(二) 佩戴工作牌内容。

(三) 交接班

当日值班的药剂人员，穿戴完毕后，从生活区进入调配室与前班药剂人员进行交接班。调配室 24 小时工作的连续性，决定了交接班制度的重要性。

1. 交接的主要内容

(1) 清点麻醉药品、一类精神药品及贵重药品处方，核对数量。

(2) 新增 (减) 药品的品种。

(3) 本班药价变化。

(4) 药品供应等情况。

(5) 本班未完成需下班继续完成的工作。

(6) 认真填写交接班记录本，双方交接事项完成后，由交、接双方签字。

2. 实施标准

(1) 以上内容按顺序交接清楚。

(2) 交、接双方无异意，双方均签字确认。

(四) 进岗

1. 进岗操作

(1) 药剂人员穿戴完毕后，从生活区进入调配室各自工作岗位 (值班人员接班后进入工作岗位)，待命。

(2) 处理医嘱人员打开电脑，按操作规程进入接收医嘱程序。接收病区医嘱。

2. 实施标准

(1) 不准在调配室接待客人。有客人来访，可在安排好工作后到生活间接待。

(2) 不得边工作边聊天。以免因精神不集中而发生差错。

(3) 操作电脑要规范。严格遵守操作规程。

二、处方调配

处方调配是指药房调剂人员，按医师处方要求进行调配发药的过程。处方包括处方笺和病区用药医嘱单，病区药房多以病区用药医嘱单为依据进行调配药品。处方笺调配与门诊药房处方操作规程相同，本单元只介绍用药医嘱药品调配。

住院药房处方调配的操作程序如下。

处理医嘱 → 调配药品 → 核 对 → 发 药

按顺序进行，前一环节没完成不得进入下一环节。每一个环节都有相应的操作要点和实施标准，要认真掌握。

注：本操作程序适用于处方划价不在药房的情况，如果处方划价在药房进行，操作步骤为处理医嘱→划价→调配药品→核对→发药五个环节。详见本单元六、可变范围说明。

(一) 处理医嘱

处理医嘱是指调剂人员对医师医嘱中用药内容进行审核并打印摆药卡（单）、针剂单的过程。

处理医嘱是整个调配工作的第一个环节，分为接收医嘱单→审核→打印摆药卡、针剂单→签名四个程序。处理医嘱的核心是审核用药是否合理，审核不合格不能进入下一环节。审核用药的合理性是保证患者安全、有效、合理、经济用药的第一关，是一项技术性要求很高的工作。要求从事处理医嘱的药剂人员要有较全面的药学知识与技能。

1. 接收医嘱单

打开电脑，按操作规程进入接收病区医嘱程序，接收病区医嘱。

2. 审核医嘱用药

(1) 审核的主要内容

① 常规项目填写（相当于处方前记、处方后记）是否完整、规范。

② 处方权限是否正确。

③ 医嘱书写是否规范。

④ 用药是否合理。

(2) 实施标准

① 常规项目：包括患者姓名、性别、年龄、日期、科别、临床诊断、床号等项目，医师填写要完整无缺，规范正确，字迹清楚。否则不予调配，应退还处方医师更正。

患者姓名要填写全名，必须是患者的真实姓名，不准写张氏、李氏等简写、缩写。性别项医师必须填写，否则，对妇女用药的特殊性（妊娠期、哺乳期、月经期等）往往被忽略，容易导致不良后果。年龄要写实足年龄，不准写“成人”、“成”、“小儿”、“老人”等模糊年龄。特别是婴幼儿要写实足月龄、日龄。必要时要注明婴幼儿体重，以便于药师审方。因为18岁以上的人都是成年人，但60岁以上老人的用药量只是一般成人用量的3/4，婴幼儿和儿童因年龄不同，用药量相差更大，不规范的书写给药师审方带来困难。除特殊情况外必须注明临床诊断，以便于药学专业技术人员审核用药是否合理。

医师签字要完整，不准只签姓或名，医师的签名样式和专用签章必须与在药房留样备查的样式相一致，字迹清楚。否则不予调配，应退还处方医师更正。

② 处方权限要正确：开写医嘱的医师必须是在注册医院已取得处方权的医师。医师必须在本人处方权限内开写药品。医师不得为本人或家属开处方。

③ 医嘱书写要规范：医嘱必须用钢笔、不褪色的碳素笔或毛笔书写。医嘱用药内容不得涂改，否则须在涂改处重新签字，药师方可调配。

处方中药品名称用中文或英文书写，不准任意缩写或用代号。药品名称一般以《中华人民共和国药典》和国家药典委员会颁发的《中国药品通用名称》或经国家批准的专利药品名为准。上述资料未收载的药品可用通用名或商品名。药名简写或缩写必须为国内通用写法。

药品规格书写不得含糊。药品规格要与所开药品的药品说明书一致。有时处方中开写××药一盒，每日×次，每次×片。没有规格，药剂人员不能配发，因为一种药品有时会有不同的剂型、规格和包装。必须让医师修改处方。

④ 用药要合理：参见第二单元二、(二) 2. (5) 处方用药内容。

3. 打印摆药卡和针剂单

审核无误后，打印出摆药卡和针剂单。摆药卡中的药品为口服药品，针剂单中的药品为注射用药品。

如果没有使用电脑，需手工填写摆药卡和针剂单。手工填写的方法为：将长期医嘱中口服用药（主要是片剂、胶囊剂，其他口服药物多开临时医嘱或处方）转抄在摆药卡上，注射用药填写在针剂单上。临时医嘱口服用药不抄入摆药卡，注射剂填入针剂单。

患者住院期间，医师可能会根据病情况变化不断更换药品，同一个患者每天都有新增药品和停用某种药品的可能，因此，要根据医嘱，及时更改摆药卡或针剂单。即医嘱中停用某药时，要及时从摆药卡或针剂单中删除，新增药品时，要及时抄录到摆药卡或针剂单上。摆药卡一个患者一张。针剂单一个病区一张（一张填写不完可以续页）。摆药卡填好后放入《摆药卡簿》。摆药卡样式举例见图 3-1。

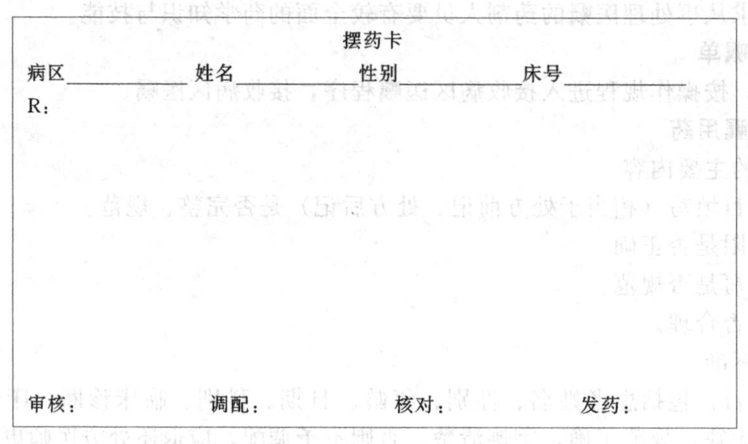
摆药卡

病区________ 姓名________ 性别________ 床号________

R：

审核：　　调配：　　核对：　　发药：

图 3-1　摆药卡样式

打印摆药卡和针剂单实施标准如下。

（1）停药、增药要及时　每份医嘱都要认真核对，按照医嘱要求及时、准确地停止或新增相应药品。

（2）正确填写摆药卡和针剂单　填入摆药卡和针剂单的药品大多都是长期医嘱，一旦填写错误，可能会连续几天错误用药，后果不堪设想。因此，一定要认真填写，杜绝差错。

（3）按序进行　一个患者的医嘱处理完成后再处理下一个患者的医嘱，按顺序进行。一个患者的医嘱未处理完不得处理第二个患者的医嘱，以免发生差错。一个病区的摆药卡放在一个《摆药卡簿》中。一个病区一本《摆药卡簿》。一个病区的医嘱未处理完不得处理第二个病区的医嘱，以免发生差错。

4. 签名

处理医嘱的药剂人员工作完成后要在医嘱上相应处签名，以示负责。

签名实施标准：签名要签全名，不得只签姓或名。

处理医嘱工作完成后进入划价环节。

（二）调配药品

1. 片剂、胶囊剂药品的调配

调配程序如下。

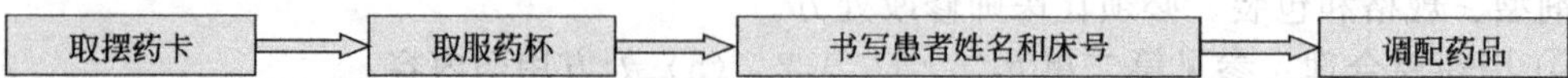

（1）取摆药卡　将《摆药卡簿》放在调剂台上，打开《摆药卡簿》。从第一个摆药卡开始，按顺序进行。

（2）取服药杯。

（3）书写患者姓名和床号　第一次用药的新患者，要将患者姓名和床号写在服药杯上

(或贴在服药杯上)。老患者可仍用其原来的服药杯，其姓名和床号已经书写过，可省去。

如果是一次性服药杯，每次用都是新的，都要重新写。

(4) 调配药品　按照摆药卡将调配药品放入服药杯中，每一次服用的所有药品放入一个服药杯中，每日服药几次就需要摆几个服药杯，一般按早、中、晚顺序从上至下将服药杯按序扣放在一起。

服药杯可以联扣在一起，放在最上面的服药杯用服药杯盖子扣好，第二个服药杯可以接扣在第一个服药杯下面（把第一服药杯作为盖子），以此类推。

调配药品时要求按顺序进行。首先，按床号从小到大的顺序摆药，一个患者的药品没调配完不得调配下一个患者的药品。其次，一个病区的药品调配完成前不得调配下一个病区的药品。再者，调配每一个患者的药品时按照摆药卡上药品的顺序进行，以免发生差错。

药品调配好之后，将服药杯放入药盘中。

2. 注射剂的调配

注射剂按统计好的针剂单上的品种和数量发放。放入药盘中。

3. 其他剂型药品的调配

口服液、颗粒剂、滴眼剂、软膏剂等剂型因体积较大，不能放入服药杯，可直接放入病区的领药盘中。

4. 实施标准

(1) 认真阅览摆药卡、针剂单　调配人员调配前首先要从头到尾认真阅览摆药卡，发现问题及时与有关人员联系解决。无误后方可进行调配。

(2) 按次序进行调配　在调配时要精神集中，按次序进行调配，一个患者的药品未调配结束前不得进行第二个患者的药品调配，以免药品混淆，造成差错。

(3) 注意药品批准文号　调配每一种药品前，先检查该药的批准文号。批准文号是国家批准药品生产企业生产药品的文号，是药品合法性的标志之一，是防止假冒伪劣药品坑害人民群众的必要手段，并便于药品使用部门及广大人民群众的监督，是最直接最简单的从外观即能识别药品合法性的标志之一。药品批准文号的格式见第二单元表 2-2。

(4) 注意药品有效期　调配中应注意药品的有效期。未标明有效期、更改有效期及超过有效期的按劣药论处。

有效期是指药品在一定贮存条件下，能够保证质量的期限。药品有效期是涉及药品稳定性和使用安全性的标识，必须按规定在药品包装及说明书中予以标注。药品有效期的表示方法见第二单元表 2-3。

(5) 对处方所列药品不得擅自更改或者代用　调配药品必须与处方所列药品完全相同，包括商品名。不得擅自用作用相同或相似的其他药品代用，也不得擅自用成分、规格、剂型相同，仅是商品名不同的药品代用。

为了提高工作效率，摆药卡、针剂单、临时医嘱可由不同的药剂人员同时进行调配。

(6) 调配处方时必须做到“四查十对”　调剂处方时必须做到“四查十对”：查处方，对科别、姓名、年龄；查药品，对药名、剂型、规格、数量；查配伍禁忌，对药品性状、用法用量；查用药合理性，对临床诊断。

(7) 签字要签全名，不准只签姓或名　药品调配完毕，调配人要在调配单上相应处签名，签字要签全名，不准只签姓或名。

调配工作完成后转入核对环节。

(三) 核对（复核）

对已调配的处方进行全面复查的过程称核对。核对由药师以上专业技术职称的药学专业技术人员负责。《中华人民共和国药品管理法》规定：医疗机构的药剂人员调配处方，必须经过核对。处方药品调配完成后，由非调配处方人员进行核对。

1. 核对操作要点

① 再次全面审核一遍处方（摆药卡、针剂单、临时医嘱，以下同）内容。

② 逐个核对处方与调配的药品、规格、剂量、用法、用量是否一致。

③ 逐个检查药品外观质量是否合格。

④ 认真核对处方用药是否合理。

⑤ 核对无误后，核对人在发药单相应处签字，以示负责。

2. 实施标准（质量控制点）

① 调配的药品、规格、剂量、用法、用量必须与处方一致。

② 药品外观质量合格。

③ 用药必须合理。

④ 核对人员签名（或专用签章）样式，要与药房留样备查的式样一致。

核对工作完成后转入发药环节。

（四）发药

将调配好并已核对过的药品按病区发给药班护士。病区药班护士按要求逐一进行核对。

1. 药操作要点

（1）发药时要核对　发药时发药人员与领药护士一起对领发药品要逐一核对，核对无误后，药班护士在发药单上相应处签字，以示负责。

（2）发药人签字　药品发出后，发药人要在发药单上相应处签字，以示负责。

2. 实施标准（质量控制点）

（1）发药时要按病区逐一发放　一个病区的药品没发完不要发放第二个病区的药品，避免发生差错。

（2）领药护士要签字　护士领药时要核对并签字，药品发出后不得退换。

（3）发药人签名要规范　发药人在发药单上签字要签全名。签名（或专用签章）样式，要与药房留样备查的式样一致。

三、处方统计

统计内容包括处方数量、处方金额和统计药品数量。处方统计工作包括统计→登记→封装处方→签字四个环节。内容参见第二单元三、处方统计。

四、交接班

参见第二单元四、交接班内容。

五、结束

参见第二单元五、结束内容。

六、可变范围说明

（一）操作程序的变化

由于处方划价地点和形式的不同，将引起操作程序的变化。不同的医院，对处方划价的地点有不同的规定。划价的地点有两种情况：收费处划价和药房划价。有的规定在住院收费处划价，有的规定在药房划价。如果处方划价在药房进行，处方调配的操作程序变为处理医嘱→划价→调配药品→核对→发药五个环节。

由于医院设施情况不同，划价形式也有电脑划价和人工划价两种形式。操作也有所不同。

划价是指药剂人员按处方（医嘱、摆药卡、针剂单）所列药品及数量计算药品价格，并标明在药费单上的过程。药费单报住院处记账。住院患者只计算当天的药价。

1. 划价操作

(1) 依次计算　划价时要按处方所列药品顺序依次计算价格，不得颠倒，以免出现差错。

(2) 计算药价　药价＝Σ药品单价×药品数量。药品数量＝每次用量×每日用药次数(住院患者只计算当天的药价)。

例：××药　2片　tid

计算方法：药品数量＝2×3＝6(片)；药价＝××药单价×6(片)。

目前，多数医院都已计算机联网，住院处可根据用药计算出药价，但药房要及时与其核对，防止出现差错，导致月底金额核算时，账物不符，难以核查。

(3) 熟悉处方中常用的外文缩写　药师要熟悉处方和药品说明书中常见外文缩写字的含义。常用外方缩写见第二单元表2-1。

(4) 记价　划价人员要把药价填写在《住院患者药费单》上。

(5) 签字　划价人要在《住院患者药费单》相应处签字，以示负责。

(6) 报送　把当天的《住院患者药费单》汇总后报住院处。

2. 实施标准（质量控制点）

① 划价要正确。

② 记价要准确，书写要清楚。

③ 签字要签全名，不准只签姓或名。

划价工作完成后，转入调配环节。

(二) 处理医嘱方式变化

1. 医嘱接收方式变化

如果没有使用电脑，医师手写医嘱，医嘱单由病区护士送达病区药房。

2. 医嘱审核内容变化

如果是手写医嘱，审核内容是否有涂改项目。医嘱用药内容不得涂改，否则须在涂改处重新签字，药师方可调配。

3. 摆药卡、针剂单填写方式变化

如果没有电脑，或电脑没有摆药卡、针剂单自动生成程序，需要手工填写。手工填写的方法为：将长期医嘱中口服用药（主要是片剂、胶囊剂，其他口服药物多开临时医嘱或处方）转抄在摆药卡上，注射用药填写在针剂单上。临时医嘱口服用药不抄入摆药卡，注射剂填入《针剂单》。

摆药卡、针剂单要每天根据医嘱单及时更改。

七、拓展知识

医嘱是医师在医疗活动中下达的医学指令，是医师对诊断、治疗、用药等方面的嘱咐。医嘱由医师书写。

医嘱分为长期医嘱和临时医嘱，长期医嘱是指执行两次以上的定期医嘱，有效时间在24小时以上，当医生注明停止时间后失效。长期医嘱单内容包括患者姓名、科别、住院病历号（或病案号）、页码、起始日期和时间、长期医嘱内容、停止日期和时间、医师签名、执行时间、执行护士签名。临时医嘱是指一次性完成的医嘱，临时医嘱单内容包括医嘱时间、临时医嘱内容、医师签名、执行时间、医嘱审核护士签名、执行护士签名等。长期医嘱写入长期医嘱单，临时医嘱写入临时医嘱单。

医嘱内容要准确、清楚。每项医嘱只包含一个内容，并注明下达时间，应当具体到分钟。

医嘱不得涂改。需要取消时，应当使用红色墨水标注“取消”字样并签名。

有关用药的医嘱要送达住院药房一份。药房根据医嘱用药，审核无误后调配药品。

思考题

1. 住院药房药品调配操作有哪几个环节？
2. 交接班的内容有哪些？
3. 处方统计的操作程序是什么？

第四单元　中药房处方调配技能

【课程描述】

本单元是为医院中药房中药处方调配工作而开发的专业技术单元。实施依据为《中华人民共和国药品管理法》和卫生部《处方管理办法》（中华人民共和国卫生部令［2007］53号）。

【学习要点】

中药房处方调配主要是中药饮片处方调配，中药饮片调配过程包括准备、处方调配、处方统计、交接班、结束五个程序。每个程序都有具体的操作规范及要求。中药处方调配程序分为：收方、处方审核、调配、核对、包装、发药六个环节。按顺序进行，前一环节没完成不得进入下一环节。其中处方审核是一项技术要求较高的工作。

中药房处方调配包括中成药处方调配和中药饮片调配，中成药处方调配与西药处方调配基本相同，本单元只讲述中药饮片调配技能。

中药饮片处方调配工作过程包括：准备→处方调配→处方统计→交接班→结束五个程序。每个工序都有具体的操作规范和要求，要严格遵守和执行。

一、准备

准备工作包括更衣（穿工作服、戴工作帽）→佩戴工作牌→进岗三个环节，每个环节都有具体的操作要求，要认真做好。

（一）更衣

参见第二单元一、（一）1. 更衣内容。

（二）佩戴工作牌

参见第二单元一、（二）佩戴工作牌内容。

（三）进岗

药剂人员穿戴完毕后，从生活区进入调配室各自工作岗位（值班人员接班后进入工作岗位），等候患者前来。

实施标准如下（三不准）。

1. 不准撤离岗位

药剂人员进入工作岗位后，要坚守工作岗位，不得擅离。特别是收方窗口的药剂人员，特殊情况需要暂时离开的，必须有其他药剂人员顶岗，不许空岗。确保及时为患者服务，避免因空岗，患者不能及时取药而引起患者不满，甚至引起医疗纠纷。

2. 不准在调配室接待客人

药剂人员不准在调配室接待客人，有客人来访，可在安排好工作后到生活间接待。

3. 不准边工作边聊天

药剂人员不准边工作边聊天，以免因精神不集中而发生差错。

准备工作完成后进入处方调配程序。

二、处方调配

处方调配也称处方调剂是指药房（店）的调剂人员，按医师处方要求进行调配发药的过程。中药处方调配的程序分为以下六个环节。

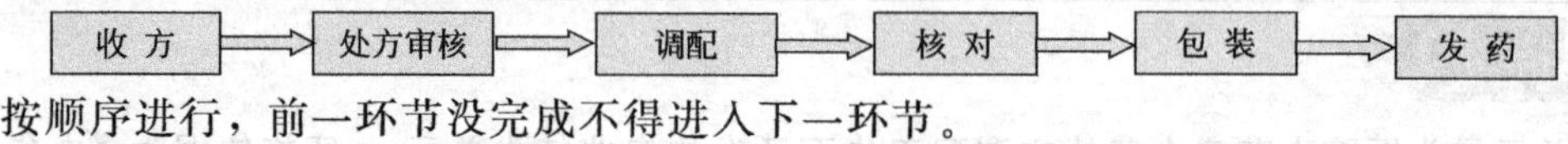

按顺序进行，前一环节没完成不得进入下一环节。

（一）收方

药剂人员从患者（或取药者）手中接收处方并进行审查的过程称为收方。药剂人员从患者手中接过处方后，要对处方相关内容进行审查，审查合格的处方才能正式接收，否则，应予以退回。审查的主要内容如下。

（1）处方是否收费　药剂人员从患者手中接过处方后，首先要查看处方是否收费，确认该处方已在本院收费处交费后才能接收。确认处方是否收费的方法如下。

① 查看处方收费凭证。收费凭证一般粘贴在处方背面。

② 有电脑联网的药房，按规定程序输入“处方号”（或规定的其他项目），查询并确认处方已在收费处交费。

如果没有交费，应和蔼地告知患者（或取药者）本处方需要交费，并详细告诉患者（或取药者）收费处位置及走向。热情地为患者提供服务，显示药学人员良好的职业素质，展示医院优质的服务形象。

药品是有价值的商品，药房发出的药品要进行经济核算，按我国现行规定，医院药品需要收费。

（2）处方的合法性　审核处方医师是否具有处方权，是否在其权限内开写药品，审核不合法处方不予调配。无处方权限处方要及时与处方医师联系更正。

（3）处方是否在有效期内　处方当日有效。特殊情况下，处方医师注明有效期限，但最长不得超过 3 天。过期处方不予调配。要告知患者处方已过期，需找原处方医师更改日期，并重新签字后方可调配。

经审查已经交费、合法、并在有效期内的处方转入处方审核环节。

（二）处方审核

处方审核是保证患者安全、有效、合理用药的第一关，是一项技术性要求很高的工作。要求从事处方审核的药剂人员要有较全面的药学知识与技能。规定要有药师以上专业技术职称的人员负责。审核不合格处方不能进入下一环节。

1. 审核的主要内容

（1）处方书写是否规范。

① 处方前记书写是否规范。

② 处方后记书写是否规范。

③ 处方正文书写是否规范。

（2）处方权限是否正确。

（3）处方用药是否合理。

2. 实施标准

（1）处方前记

参见第二单元二、（二）2.（1）处方前记内容。

（2）处方后记

参见第二单元二、（二）2.（2）处方前记内容。

（3）处方权限　审核要点如下。

① 医师必须在本人处方权限内开写药品。没有中药饮片处方权的医生不得开写中药饮片处方。

② 医师不得为本人或家属开具处方。

③ 每张处方只限开一名患者所需的药品。

（4）处方书写是否规范　审核要点如下。

① 处方必须用钢笔、不褪色的碳素笔或毛笔书写。

② 处方不得涂改，否则须在涂改处重新签字，药师方可调配。

③ 中成药、中药饮片要分别开具处方。

④ 中成药处方每一种药品须另起一行，每张处方不得超过 5 种药品。中药饮片处方的书写要按“君、臣、佐、使”的顺序书写。对中药饮片调配、煎煮有特殊要求的要注明在药名之后上方，并加括号，如包煎、先煎、后下等。对药物产地、炮制有特殊要求的要在药名之前写出。

⑤ 开具处方的空白处应画一斜线，以示处方完毕。

⑥ 中药饮片名称书写要规范。不得有错字、别字、自造简化字，凡不规范药名要退回处方医师更正。

⑦ 处方上药品数量与剂量单位书写要规范。数量一律用阿拉伯数字书写。剂量应当使用规定的公制单位。饮片以剂或副为单位。

（5）处方用药是否合理　审核要点如下。

① 处方限量。处方用药限量应符合有关规定，特别是毒性中药的剂量要严格审核（见第一单元）。

② 药物配伍禁忌和不合理用药的审核。中药配伍禁忌主要是审查“十八反”（见表 4-1）、“十九畏”（见表 4-2）和妊娠期禁忌（见表 4-3）。对有配伍禁忌或者超剂量的处方，应当拒绝调配；必要时，经处方医师更正或者重新签字，方可调配。

表 4-1　中药十八反

药物	配伍禁忌
乌头	半夏、瓜蒌、贝母、白蔹、白及
甘草	海藻、大戟、甘遂、芫花
藜芦	人参、沙参、丹参、玄参、苦参、细辛、芍药
十八反歌诀：本草明言十八反，半蒌贝蔹及攻乌，藻戟遂芫俱战草，诸参辛芍叛藜芦	

表 4-2　中药十九畏

药物	配伍禁忌	
硫黄	朴硝	十九畏歌诀： 硫黄原是火中精，朴硝一见便相争， 水银莫与砒霜见，狼毒最怕密陀僧， 巴豆性烈最为上，偏与牵牛不顺情， 丁香莫与郁金见，牙硝难合京三棱， 川乌草乌不顺犀，人参最怕五灵脂， 官桂最能调冷气，若逢石脂便相欺。
水银	砒霜	
狼毒	密陀僧	
巴豆	牵牛	
丁香	郁金	
牙硝	三棱	
犀角	川乌、草乌	
人参	五灵脂	
肉桂	赤石脂	

表 4-3 常用妊娠期慎用中药

功能	药　　名
通经活血药	桃仁、红花、大黄、赤芍、槐花、乳香、没药、凌霄花、五灵脂、苏木、王不留行
行气破血药	枳实、厚朴、青皮、槟榔
辛热温燥药	附子、乌头、干姜、肉桂、吴茱萸、半夏、天南星
苦寒降泄药	漏芦、木通、代赭石、冬葵子、马齿苋

药学技术人员经处方审核后，认为存在安全问题时，应告知处方医师，请其确认或重新开具处方，并记录在处方调剂问题专用记录表上，经办药学技术人员应当签名，同时注明时间。

③ 对特殊管理药品，按相关管理办法执行。

④ 处方用药必须与临床诊断相符合。

⑤ 对处方中短缺的药品，建议医师使用其他代用品。药剂人员对处方所列药品不得擅自更改或者代用，只能建议医师更改。

收方工作完成后转入处审核环节。

(三) 调配

按照医师处方进行配药的过程称为调配。中药饮片调配分为阅览处方→摆称量盘→称量三个步骤。

1. 准备

(1) 清洁台面　保证调剂台台面清洁，无杂物。

(2) 清洁戥秤、冲筒　检查戥秤、冲筒是否清洁，如有异物应清洁干净再用。

(3) 验戥　检查戥秤是否准确。验戥方法见“二、(三) 4. (1) 戥秤的操作方法”。

(4) 其他　检查包装纸、捆扎绳、剪刀、药袋等是否规范、有序放置。

2. 阅览处方

调配人员接到已交费的处方后，首先要从头到尾认真阅览处方，发现问题及时与收方人员联系解决。无误后方可进行调配。

3. 摆称量盘

摆称量盘（也称上台纸）就是按处方所开中药剂数将相应数量的称量盘（或包装纸及其他平展容器，以下同）分放在调剂台上。要求按序摆放，不能重叠。

4. 称量

称量就是按照处方用戥秤称取中药饮片的过程。称量时精神要集中，称量要准确，以免发生错误。中药调剂有“三分辨、七分量”之古训，由此可见调剂称量的重要性。

(1) 戥秤的操作方法

戥秤，也称戥子，是一种小型杆秤，是旧时专门用来称量金、银、药品和贵重物品的精密衡器。戥秤由戥杆、戥盘、戥砣、戥弦、戥毫等部件组成，如图 4-1 所示。戥秤作为传统的中药称量工具，轻巧灵便，易于到不同位置的药斗中称取药物并逐剂递减的称量与摆放，独具优势。在用戥子称取药物时，轻盈熟练的动作，配上小巧精致的戥子，戥子与人融为一体，时而静若止水，时而若即若离，似有古韵暗含其中，整个称量调配过程颇具独特的观赏魅力。戥秤，历经千年而不衰，仍沿用至今，有着独特的历史意义和文化内涵。

戥子的称量范围大小不等，一般每杆戥子会有 2 个称量范围，由 2 个戥毫控制，分别称为“头毫”和“后毫”。

中药房常用的戥子，一般头毫的称量范围为 0～50g，后毫的称量范围为 50～250g。普

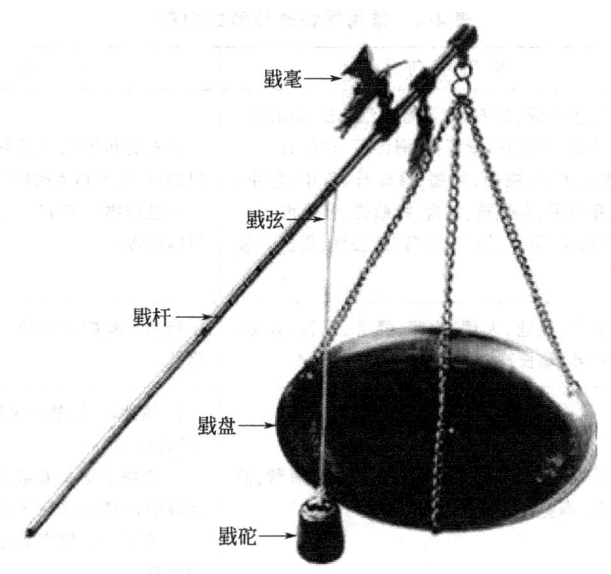

图 4-1　戥秤

通戥子的称量精度通常到克，而贵细药材专用的分厘戥秤量精度可达到 0.1g。

验戥：称量前，首先要验戥，即检验戥秤的准确性。首先检查戥秤是否清洁、配件是否坚固、戥弦戥杆之间是否光滑、戥星是否清楚齐全；然后，检视戥秤的戥盘是否准确，方法是将戥弦放置在戥盘上（第一个戥星），右手提起头毫，将戥杆举至与双目平齐，放开左手，检视戥杆是否平衡。如有偏差，不得使用，应及时送有关部门修理。

称量：称量时，以左手持戥杆，戥杆头（戥盘端）朝右，戥杆梢朝左，并用拇指和掌心扣住戥弦以固定戥砣，以防止戥杆挑头和戥砣滑落。右手取药放入戥盘，依据称量需求选择头毫或后毫，然后用右手提起戥毫，将戥杆举至与双目平齐，左手将戥弦移至欲称量的戥星刻度上，放开左手并检视平衡，俗称“齐眉对戥”，根据称量情况，多退少补，直至检视平衡。

（2）称量操作标准

① 一味一称，逐剂回戥。每张中药处方可能开具多味中药，并且开具多副。称量时要做到一味一秤，即一次只能称取一味中药。每味中药，一次可以称取处方副数的总量（剂量×副数），然后再用减量法均匀分成相应的若干份。具体做法如下。

当称好一味药总量以后，以左手持戥杆并用拇指和掌心固定戥砣，右手扶住戥盘，返回到调剂台边上，再以右手从戥盘内分出一定量药物，按照处方顺序摆放在已准备好的第一张包装纸上，然后右手提起戥毫，将戥杆举至与双目平齐，左手将戥弦按照递减算法移至剩余重量对应的戥星刻度上，放开左手并检视平衡，如有偏差再行增减药品，直至检视平衡。以此类推，每分一剂药就要重新称量一次，直至均匀分完，俗称“一剂一回戥”，也称为“逐剂回戥”。严禁以手代称，估计分包，“天女散花”。

② 按序称量、按序摆放。

a. 称量时，要按处方所开中药的顺序逐一称量，不得颠倒。

b. 每味中药称好后，要按顺序放置在包装纸上，单独放置，不能混淆，以便于核对。

c. 一张处方未调配结束前不得收第二张处方，以免药品混淆，造成差错。

③ 需特殊煎煮的中药（如包煎、另煎、先煎、后下）应单独包，并在小包上注明。常用需特殊煎煮的中药见表 4-4。

表 4-4 常用需特殊煎煮的中药

煎煮或服用要求	常用中药	原因
先煎	矿石类：生石膏、磁石、赤石脂、代赭石、阳起石、自然铜、龙骨、寒水石、紫石英、海浮石、花蕊石 动物甲壳类：石决明、牡蛎、珍珠母、龟甲、鳖甲、瓦楞子、穿山甲、水牛角、龙齿、海蛤壳、紫贝齿 烈性药物类：附子、川乌、草乌、雷公藤、雪上一枝蒿、商陆	矿石类和甲壳类药物质地坚硬，有效成分难以溶出，延长煎煮时间以利于有效成分的溶出 烈性药物一般有一定的毒性，延长煎煮时间以降低毒性
后下	薄荷、砂仁、豆蔻、大黄、钩藤、降香、沉香、青蒿、杏仁、番泻叶、徐长卿	药物含有挥发油或久煎易破坏的成分，药效降低
包煎	旋覆花、辛夷花、车前子、葶苈子、青黛、蒲黄、蒲黄炭、马勃、海金沙、六一散、蛤壳粉	1. 质地轻松，易浮于药液表面，药液沸腾时而随药液外溢 2. 药物表面长有绒毛，煎煮后绒毛易混悬于药液中，刺激喉部不利服用 3. 有的含有较多的黏液，煎煮时易成糊状，影响煎煮
单煎(另煎)	人参、西洋参、鹿茸片等	参类及高级补养品，以防损耗
烊化	阿胶、鹿胶、龟甲胶、鳖甲胶、蜂蜜、饴糖等	药物易烊化或沉底，易被煮焦
沸水泡服	胖大海、番泻叶、大黄、菊花、西红花等	药物有效成分易于溶出，不需煎煮或煎煮易使有效成分破坏
冲服	珍珠粉、羚羊角粉、猴枣粉、血竭、牛黄、三七粉、芒硝、鹿茸粉等	珍贵细料，不宜入煎，或粉末类药物不便入煎

④ 需临时处理的药物要按规定做好临时处理，如多数果实、种子类中药用时要捣碎。医师处方中一般不单独注明，这时应依常规。

⑤ 对处方所列药品不得擅自更改或者代用。调配处方时必须与处方所列药品完全相同。不得擅自用性味、功能相似的其他中药代用。

⑥ 调剂完毕后，每剂药之间的重量误差不得超过5%。

⑦ 签字。确认无误后，调配人员签字，转入核对环节。

(四) 核对

《中华人民共和国药品管理法》规定：医疗机构的药剂人员调配处方，必须经过核对。处方药品调配完成后要由中药师以上专业技术职称的药剂人员进行核对。

1. 核对内容

(1) 再次全面审核一遍处方内容。

(2) 核对处方药品与所调配的药品是否一致。要逐个核对所调配药品的规格、用法、用量、是否与处方一致，发现疑问及时与调配人员联系，如有问题要及时更正。

(3) 逐个检查药品外观质量是否合格。发现有虫蛀、霉变、走油等变质中药要及时更换。

(4) 核对所调配药物剂数与处方所开剂数是否一致。

(5) 核对药物的临时处理要求。处方中如有需临时处理的中药要按规定正确处理，如果发现不符要与调配人员联系，及时更正。

(6) 核对药物的另包情况是否正确。处方中如有需单包中药要按规范正确单包，如果发现不符要与调配人员联系，及时更正。

(7) 核对处方用药是否合理。重点核对用法、用量、配伍禁忌。发现问题及时与处方医师联系

(8) 签字。核对无误，核对人员在处方相应处签字，以示负责。签字要签全名。

2. 实施标准（质量控制点）

(1) 调配的药品、规格、用法、用量、剂（副）数必须与处方一致。

(2) 药品外观质量合格。

(3) 用药必须合理。

(4) 核对人员签名（或专用签章）样式，要与药房留样备查的样式一致。

核对工作完成后转入包装。

(五) 包装

包装是指将调配好并已核对过的中药按剂分别装入中药袋中（或用包装纸包装）的过程。需单包的中药，在小包上注明用法，一并装入中药袋中。包装好后，要在包装上写明患者的姓名、用法。

包装工作完成后转入发药环节。

(六) 发药

发药是指将调配好并已包装好的药品发给患者的过程。发药是处方调配工作的最后环节，要使差错不出门，必须把好这一关。发药操作的程序如下。

1. 发药操作

(1) 核对患者姓名　发药时应核对取药患者姓名。有时，等候取药的患者较多，要确保将药品发给相应的患者，发药时应认真核对取药患者的姓名，防止张冠李戴。

(2) 向患者交付药品　向患者交付药品时，应向患者并说明用法、用量、注意事项。特别是一些需特殊煎煮的中药要详细向患者交代清楚。

(3) 提供用药咨询服务　发药时要更多地为患者提供用药咨询服务。当患者咨询有关用药问题时，发药人员应当热情、认真、详细、正确地予以解答，尽可能满足患者对用药知识的需求。药房的发药窗口是一个既发放药品又解答患者咨询的综合性工作岗位。既要准确无误保证自己的工作质量，避免差错，使患者用药安全，又要热情为患者提供药学服务，解答用药咨询，使患者明确了解按医嘱用药的意图，增强患者用药的依从性，更好地达到治疗疾病的目的。

(4) 打印并交付药品清单　医院内已电脑联网，处方在划价时已将相关信息输入电脑，在药房电脑上输入处方号（或其他规定信息）即可调出处方用药信息，按打印操作，即可打印出药品清单，药品清单主要内容包括药品名称、数量、单价、金额。将药品清单发给患者，以便患者核对。

(5) 签名　发药完成后，发药人要在处方相应处签名或者加盖专用签章，以示负责。

2. 实施标准

(1) 认真核对患者姓名　防止张冠李戴。

(2) 发药时，详细用药交代　发药时要向患者详细交代用法、用量、注意事项。

(3) 热情提供用药咨询服务

(4) 签名要规范　签名要签全名，不准只签姓或名。签名或专用签章样式要与药房留存样式一致。

三、处方统计

处方统计是药房的一项重要工作内容。一天的处方调配工作完成后，当班药剂人员下班前要把当天的处方进行统计处理。

处方统计工作包括：统计→登记→封装处方→签字四个环节。具体内容参见第二单元三、处方统计。

四、交接班

参见第二单元四、交接班。

五、结束

参见第二单元五、结束。

六、可变范围说明

（一）操作步骤的变化

由于处方划价地点和形式的不同，将引起操作步骤的变化。不同的医院，对处方划价的地点有不同的规定。划价的地点有两种情况：收费处划价和药房划价。没有使用电脑或电脑没有联网的医院，一般都在药房划价。如果处方划价在药房进行，处方调配的操作步骤变为收方→处方审核→划价→调配药品→核对→包装→发药七个环节。

由于医院设施情况不同，划价形式也有电脑划价和人工划价两种形式。操作也有所不同。分述如下。

1. 电脑划价操作

参见第二单元六、（一）1. 电脑划价操作。

2. 人工划价操作

（1）依次计算

划价时要按处方所列药品顺序依次计算，不得颠倒，以免出现差错。

（2）药价的计算　药价$=\sum$(药品单价×单剂药品数量)×剂数

中药饮片的单价一般以每10g为一个计价单位，即元/10g。有的则以条（如金钱蛇）、枚（如大枣、胖大海、银杏等）、对（如蛤蚧）为计价单位。

计算举例：

麻黄 10　　桂枝 10　　杏仁 10　　甘草 10

3副

（设：麻黄，0.2元/10g；桂枝，0.3元/10g；杏仁，0.4元/10g；甘草，0.5元/10g）。

$$药价=(0.2\times1+0.3\times1+0.4\times1+0.5\times1)元\times3=4.2元$$

（3）记价

划价人员要把计算的药价填写在处方的相应处。划价人要在处方相应处签字，以示负责。

（4）通知患者交费

将计价完毕的处方交给患者，告知患者到收费处交费。

3. 实施标准

（1）划价正确，记价准确。

（2）操作电脑要规范。要严格执行操作规程（适用于电脑划价）。

(3) 签字（或专用签章）要签全名，不准只签姓或名。

(二) 药学咨询服务地点变化

参见第二单元六、(二) 药学咨询服务地点变化。

思考题

1. 中药饮片调配操作包括哪几个环节？每一环节的具体操作要求是什么？
2. 中药常用特殊煎煮的方法有哪些？

第五单元　中药的煎煮与服用方法

【课程描述】

本单元是为中药煎煮与服用而开发的专业单元。实施依据为《中华人民共和国药品管理法》、《药品经营质量管理规范》等法律、法规。

【学习要点】

中药汤剂的质量与煎药器具、加水量、浸泡时间、煎煮时间、火候、煎出量有关，某些中药还需特殊煎煮。中药汤剂的服用效果与服药时间、服药剂量及饮食禁忌有关。

一、中药的煎煮方法

1. 煎药器具

煎药器具可选用砂锅、搪瓷锅、不锈钢锅等。煎药器具不能用铁、铜、锡等器具，以免与药物发生化学反应，或者产生铜、锡等金属离子。

2. 加水量

取中药1剂置煎锅内，加水至超过药物表面3～5cm为宜，第二次煎可以超过药物表面1～2cm。按每克中药加水约10ml计算的总水量的70%加到第一煎中，其余的30%留作第二煎用。应根据煎药时间长短，水分蒸发量之多寡，中药吸水性能之大小，以及所需药液收得量等，来具体掌握加水量。

3. 浸泡时间

一般中药饮片冷水浸泡30min左右。根据中药饮片的性质，一般以花、叶、茎等类药材为主的可浸泡20～30min，以根根茎、种子、果实等类为主的药材可浸泡60min。

4. 煎煮时间

煎煮时间，应根据药物和疾病性质、用药情况而定。一般来讲，头煎以沸腾开始计算煎煮20～25min，二煎15～20min。解表药头煎10～15min，二煎10min。滋补药头煎30～40min，二煎25～30min。汤剂煎得以后，应立即滤取药汁，不宜久置锅中，以防含胶体过多得药液遇冷产生凝胶，增加过滤困难，同时亦易酸败。在滤取药液时，可加压过滤，尽量减少药渣中残留量，以利疗效。

5. 火候

火候有文火和武火，所谓文火，就是弱火，温度上升缓慢，水分蒸发很慢；所谓武火，就是强火，温度上升较快，水分蒸发亦快。煎煮时火候过强，水分蒸发快，影响有效成分的煎出，亦易焦煳。火候过弱，煎煮提取效果低。一般在未沸腾之前用武火，至沸后改为文火。保持微沸状态，使其减慢水分的蒸发，有利于有效成分的溶出。

6. 需特殊煎煮的中药

为了提高汤剂的质量，确保疗效，有些中药煎煮时需特殊处理。

(1) 先煎

① 矿石类药物，如石膏、寒水石、紫石英、代赭石、海浮石、花蕊石、自然铜；贝壳类药物，如牡蛎、石决明、珍珠母、瓦楞子等；角甲类药物，如龟甲、鳖甲、穿山甲、龙齿、水牛角等，因质地坚硬，有效成分不易煎出，可打碎先煎。

② 有毒的药物，如乌头、附子、雪上一枝蒿、商陆等，要先煎 1～2h，先煎、久煎能达到减毒或者去毒的目的。

③ 有些植物药，如天竹黄、藏青果、火麻仁只有先煎才有效。石斛内含有内酯类生物碱，只有久煎的水解产物才起作用。

(2) 后下

① 气味芳香，含挥发油多的药物，如薄荷、藿香、木香、豆蔻、砂仁、红豆蔻、草豆蔻、檀香、降香、沉香、青蒿、细辛、玫瑰花等均应后下，一般在中药汤剂煎好前 5～10min 入药即可。

② 不宜久煎的药物，如钩藤、杏仁、大黄、番泻叶等应后下，一般在煎好前 10～15min 入煎。

(3) 溶化　对于一些贵重药物，如人参、西洋参、鹿茸等可以另煎，其煎出液兑入预先煎好的汤剂中服用。

(4) 烊化　对于一些胶类或者糖类药物，黏性大，如阿胶、鹿角胶、龟甲胶、蜂蜜、饴糖等，宜加入适量开水溶化后，兑入汤液中服用。或者加入汤液中烊化服用。

(5) 包煎

① 花粉类药物，如松花粉、蒲黄；细小种子类药物，如葶苈子、紫苏子、菟丝子；药物细粉，如六一散、黛蛤散等均应包煎。

② 对含淀粉、黏液质较多的药物，如秫米、浮小麦、车前子在煎煮过程中易粘锅糊化、焦化，故需要包煎。

③ 对附绒毛药物，如旋覆花等，应采取包煎，可避免由绒毛脱落混入汤液中刺激咽喉，引起咳嗽。

(6) 冲服　对于一些难溶于水的贵重药物，如牛黄、麝香、三七、朱砂等宜研粉与汤剂同时冲服之。

(7) 生汁兑入　如梨汁、生藕汁、姜汁、鲜生地汁等不宜入煎应兑入煮好的汤剂中服用。

7. 煎药量

一般一剂中药汤剂煎煮两次，每次收煎液约 200ml。亦可头煎、二煎煎液合并约 400ml。

二、中药煎药机的煎药方法

目前，许多医院和药店购置了中药煎药机，为患者提供代煎中药的服务项目，深受患者的欢迎。如天津产 BZY150-1 型自动煎药包装机，该机有 3 个煎煮器，可以同时煎煮 3 份。

中药煎药机的操作程序为：中药饮片→浸泡→煎煮→过滤→分装。

将中药饮片加水适量，浸泡 30min，按动电钮开关，开始煎煮，武火 40min，文火 20min，煎药机自动报警，煎煮停止。过滤，分装于塑料袋中，每袋约 200ml，每剂 2 袋。

患者口服时，每日2次，每次1袋。

三、中药汤剂的服用方法

1. 服药时间

一般中药汤剂应温服。服药的时间可在早晚各服一次，或者在两餐之间服用，即上午10时和下午3时各服用1次。亦可按民间习惯，在早晨空腹和晚上临睡前各服用一次。每次约200ml。

在服药时间方面，一般慢性病要定时服用。滋补药宜在饭后服用，以便药物同食物中的营养成分一起吸收。解表药煎后趁热服下，覆盖衣被，令其微汗。对胃有刺激性的药物，应在饭后服用，以减轻对胃肠道的刺激。安神药应在晚上临睡前服用。

2. 服药剂量

在服药剂量方面，小儿服用时，宜浓缩体积，以少量多次为好。急性病、病情重，宜急速治疗。一剂汤药可1次服下。

3. 饮食禁忌

服药期间的饮食禁忌：服药时一般宜少食豆类、肉类、生冷及其他不易消化的食物，尤其是脾胃虚弱的患者。热性疾病，应禁用或者少用辣味、鱼类、肉类、酒类等食物。服解表、透疹药，宜少食生冷、酸味食品。服用温补类药物，应少食萝卜、少饮茶，以防降低药物的作用。

思考题

1. 如何选用煎药器具？
2. 煎煮中药时对加水量、浸泡时间、煎煮时间、火候、煎出量有何要求？

第六单元　医院药房管理技能

【课程描述】

本单元是为医院药房管理而开发的专业单元。本单元包括医院药房工作制度、药房的环境要求、药房药品的摆放、特殊药品的管理、药品的领取与验收、药品的经济管理六个基本要素。实施依据为《中华人民共和国药品管理法》、《药品经营质量管理规范》、《医疗机构药事管理规定》（卫医政发［2011］11号）、卫生部《处方管理办法》（中华人民共和国卫生部令第53号）和《医疗机构药品监督管理办法（试行）》（国食药监安［2011］442号）。

一、药房工作制度

【学习要点】

为了保证药房处方调配和药品管理工作的质量，药房必须制定相应的工作制度。虽然工作制度的内容因各医院的具体情况而有所不同，但药房的基本工作制度及内容是相似的。

1. 岗位责任制度

药房的工作有许多岗位，每个岗位都有具体的操作规程，各个岗位都按其操作规程工作，药房的整体工作才能有序进行。

药房的收方、划价、调配、核对、发药为一线工作岗位。药品的领取、药品分装、药品摆放、药品保管、处方统计、处方保管等则为二线工作岗位。各个岗位都有明确的职责范围、具体的内容、要求和标准。因此，各医院药房针对不同的岗位都制定了具体化、数据化的操作规程，便于对工作人员考核的岗位责任制。每个在药房工作的人员都必须认真遵守。

2. 查对制度

为了保证药品质量和发药质量，确保调配的处方和发给患者的药品准确无误。药房制定了相应的查对制度。卫生部《处方管理办法》明确规定：药师调剂处方时必须做到“四查十对”。处方调配时必须认真执行。

3. 药品领发制度

① 药房从药库领取药品，要有领药制度。

② 药品发到治疗科室及其他部门必须有发药制度。

③ 配方发药有处方调配制度。

4. 特殊药品和贵重药品的管理制度

① 麻醉药品、精神药品、毒性药品应严格按照国务院颁布的管理办法执行（见本单元“特殊药品管理”）。

② 价格昂贵的药品应制定贵重药品管理制度，专账专人管理。

5. 效期药品的管理制度

效期药品管理制度应有以下内容。

① 药品按批号摆放，做到先产先用，近期先用。

② 定期由专人检查，并做好记录。

③ 发现临近失效期且用量较少的药品，应及时报告药剂科，以便各调剂室之间调配使用。

④ 发给患者的药品，必须计算在药品用完前应有一个月的时间，失效的药品不能发出。

6. 药品分装管理制度

① 在分装药品时，对分装的原瓶（袋）与分装后的瓶（袋）品名、规格、批号、有效期和数量要有2人核查，并由分装者在药品分装单上签字备查。

② 在一种药品分装结束后，要进行清场。

③ 分装现场不应同时分装两种或两种以上的药品，以免发生差错。

7. 药品不良反应报告制度

① 药品不良反应（ADR）是指合格药品在正常用法用量下出现的与治疗目的无关的或意外的有害反应。

② 调剂室应收集患者的ADR信息，按规定填写ADR报告单，及时进行上报和管理工作。

8. 药品的报销制度

药房在验收和使用药品过程中发现破损、无标签、污染或药品贮存时间较长已引起风化、潮解、挥发等而不能使用的药品，应向药剂科申请报销，报销药品申请后，不得自行处理，应有专人监督销毁，销毁报销药品要有记录备查。

9. 差错登记制度

药房设有差错登记簿，对医师处方差错和药剂人员调配和发药的差错及时进行登记。根据差错的性质，分为一般差错和严重差错。差错与医师和药剂人员的经济利益、职称晋升结合。

制定与经济利益结合的差错登记登记制度有利于提高医师和药剂人员的工作责任心。同时通过对差错出现的原因、性质和后果进行定期的分析和讨论，有利于提高医师和药师业务水平，吸取有益的教训。

10. 交接班制度

调剂室24小时工作的连续性，决定了交接班制度的重要性。交接的主要内容如下。

① 清点特殊管理药品处方。

② 本班药价变化、药品供应等情况。

③ 本班未完成需下班继续完成的工作。

药房有交接班记录本，双方交接事项完成后，由交接双方签字。建立交接制度的目的是为了保证药房工作的连续性，增强值班人员的责任感。

二、药房的环境要求

医院药房应有符合药品储存、保管及处方调配要求的环境。药房的环境要求如下。

① 调剂室与工作人员的生活间必须分开。

② 调剂室内不允许存放与调剂无关的物品。

③ 调剂室不准会客。

④ 调剂室的环境温度应为18～26℃。

⑤ 调剂室的相对湿度应为45％～65％。

三、药房药品的摆放

【学习要点】

药房药品的摆放应遵循一定的原则。一般先将药品分成针、片、水、粉四大类，再按药理作用与用途分成小类，结合使用情况和有关规定，定位摆放。

目前，医院药房药品的摆放多采用先将药品分成针剂类（粉针、水针等）、片剂类（包括丸剂、胶囊剂）、水剂类（包括酊剂、溶液剂、糖浆剂、气雾剂、滴眼剂及油膏剂等）、粉剂类（包括散剂、颗粒剂等）四大类。然后在各大类再按药理作用与用途分成小类，如抗生素类、磺胺类、消化系统类、心血管用药、解热镇痛类、止咳平喘类、镇静催眠类等。结合使用情况和有关规定，定位摆放。药房药品的摆放没有固定的模式，但应遵循以下原则。

1. 按药品剂型分类摆放

一般将药品分成针剂类（粉针、水针等）、片剂类（包括丸剂、胶囊剂）、水剂类（包括酊剂、溶液剂、糖浆剂、气雾剂、滴眼剂及油膏剂等）、粉剂类（包括散剂、颗粒剂等）四大类。每一类相对集中摆放。

2. 按药理性质分类摆放

一般按消化系统药物、心血管系统药物、呼吸系统药物、抗生素类药物等药理性质分类。每一种药品存放的位置要有标签，注明药品名称、规格。

3. 按使用频率摆放

使用频率高的药品放在最易拿取的位置，以减轻调剂人员的劳动强度，提高工作效率，缩短患者等候取药的时间。这是目前广泛使用的方法。

4. 处方药和非处方药分开摆放

药品摆放处应有处方药与非处方药的专有标识。

5. 内服药与外用药分开摆放

摆放外用药时要用醒目的标识（红字白底），以提示调配时注意。

6. 特殊管理药品的摆放

一类精神药品要严格管理，专人专柜，按处方统计记录登记的办法管理；二类精神药品使用广泛，且用量大，摆放时应固定位置，并在使用标签颜色上与普通药有所区别，以便于管理。

麻醉药品按“五专”原则管理（详见本单元四、特殊药品的管理）。

毒性药品管理按有关规定执行（详见本单元四、特殊药品的管理）。

7. 定位摆放

每种药品一旦定位，不要随意改动，即使该药已发完，位置空着，也不能随意放置其他药品，以免发生差错。

药品的摆放是一种艺术，不同的单位有不同的模式，设计者可发挥一定的创造性。从药架的排列到药品的摆放可以体现出该单位药师管理和设计的艺术水平。

四、特殊药品的管理

【学习要点】

特殊药品包括医疗用麻醉药品、精神药品、医疗用毒性药品，对特殊药品的管理，国家都有具体的管理规定，必须严格执行。

(一) 医疗用毒性药品的管理

1. 医疗用毒性药品的定义

医疗用毒性药品（以下简称毒性药品）指毒性剧烈，治疗剂量与中毒剂量接近，使用不当会致人中毒或死亡的药品。《医疗用毒性药品管理办法》对毒性药品的生产、收购、经营、加工、使用等做了具体规定。

2. 医疗用毒性药品的分类

(1) 毒性中药品种（27 种） 砒石（红砒、白砒）、砒霜、水银、生马钱子、生川乌、生草乌、生附子、生白附子、生南星、生半夏、生巴豆、斑蝥、红娘虫、青娘虫、生甘遂、生藤黄、生狼毒、生千金子、生天仙子、闹羊花、雪上一枝蒿、红升丹、红粉、轻粉、雄黄、白降丹、蟾酥。

(2) 毒性西药品种（11 种） 去乙酰毛花苷丙、士的宁、阿托品、三氧化二砷、氢溴酸后马托品、毛果芸香碱、水杨酸毒扁豆碱、升汞、洋地黄毒苷、氢溴酸东莨菪碱、亚砷酸钾。

3. 医院使用毒性药品的管理要求

(1) 医疗单位购入西药毒性药品仅作为制剂原料使用。医生开写毒性药品处方，只允许开制剂，不得开毒性药品原料药。每次处方剂量不得超过 2 日极量（外用制剂除外）。

(2) 药剂人员调配毒性药品处方时必须认真负责，剂量准确，按医嘱注明要求，配方人与复核人双方签字或盖章后方可发出。复核人员应具有药师以上技术职称。如发现处方有疑问时，需经原处方医生重新审定后再行调配。

(3) 对处方未注明“生用”的毒性中药，应当给炮制品。

(4) 毒性药品处方不得随意涂改，处方一次有效，保存 2 年备查。

(5) 加工炮制毒性中药，必须按照《中华人民共和国药典》或省、自治区、直辖市卫生行政部门制定的《炮制规范》的规定执行。药材符合药用要求的，方可供应配方。

(6) 对于不可药用的毒性药品，经单位领导审核，由主管部门批准后销毁。销毁工作应由熟悉其药品理化性质和毒性的人员指导，要估计到可能发生的化学反应及后果，同时还要考虑到对环境、卫生、公安和安全的影响及销毁者的卫生安全。

按毒性药品的理化性质采用不同的方法销毁，如砷化合物采用深埋法，升汞用热水溶至万分之一以下浓度，士的宁、马钱子用燃烧法等。销毁地点应远离水源、住宅、牧场等。

建立销毁档案，包括销毁日期、时间、地点、品名、数量、方法等，销毁批准人、销毁人员、监理人员均应签字盖章。

(7) 毒性药品的使用单位必须健全保管、验收、领发、核对等制度，严防收假、发错，严禁与其他药品混杂，设专柜加锁，并由专人保管。建立详细的明细账，日耗日消，定期清点，做到账物相符。

(8) 毒性药品的配制和质量检验必须由医药专业人员负责，并建立严格的管理制度。严禁与其他药品混杂。每次配料必须经两人以上复核无误，并详细记录每次生产所用原料和成品数，经手人签字备查。所有工具、容器需处理干净，以防污染其他药品。标示量要准确无误，包装容器、器材上要有毒药的明显标志。建立完整的生产记录，保存 5 年备查。在配制毒性药品过程中产生的废弃物，必须妥善处理，不行污染环境。

4. 常用毒性药品制剂的处方限量

根据《中华人民共和国药典》规定，常用毒性药品制剂的日极量及处方限量见表 6-1。

表 6-1 常用毒性药品制剂的处方限量

药品	规格	日极量	处方限量	备注
去乙酰毛花苷丙	0.4mg/支		4支	全效量1.0～2.6mg
洋地黄毒苷	0.1mg/片	1mg	20片	全效量0.7～1.2mg
阿托品	0.3mg/片	3mg	20片	有机磷酸酯类中毒或中毒性休克例外
	0.5mg/支	2mg	4支	
	1mg/支		2支	
氢溴酸东莨菪碱	0.2mg/片	2mg	20片	
	0.3mg/支	1.5mg	10	
士的宁	1mg/支	5mg	10支	
	2mg/支		5支	

（二）麻醉药品管理

1. 麻醉药品的定义

麻醉药品是指连续使用后易产生生理依赖性，能成瘾癖的药品。生理依赖性的特征如下。

① 强迫性地要求连续用药，并不择手段地去搞到药品。

② 由于耐受性，有加大剂量和增加使用次数的趋势。

③ 停药后有戒断症状。

④ 对用药者本人及社会产生危害。

2. 麻醉药品的分类

麻醉药品包括阿片类、可卡因类、大麻类、合成麻醉药类及卫生部指定的其他易成瘾癖的药品、药用原植物及其制剂。我国目前生产、供应、使用的麻醉药品有以下几类。

（1）阿片类 阿片粉、阿片片、阿片酊。

（2）吗啡类 盐酸吗啡粉、盐酸吗啡片、硫酸吗啡片、盐酸吗啡控释片、硫酸吗啡控释片、硫酸吗啡缓释片、盐酸吗啡针、硫酸吗啡阿托品针。

（3）可待因类 磷酸可待因粉、磷酸可待因片、磷酸可待因针、磷酸可待因粉糖浆。

（4）可卡因类 盐酸可卡因粉。

（5）乙基吗啡类 盐酸乙基吗啡粉。

（6）福尔可定类 福尔可定片。

（7）合成麻醉药类 盐酸哌替啶针、盐酸哌替啶片、盐酸二氢埃托啡片、枸橼酸芬太尼针。

3. 使用麻醉药品的管理要求

（1）麻醉药品只能用于医疗、教学和科研需要。国家严格管制麻醉药品原植物的种植和麻醉药品的生产、供应、进出口和使用。非医疗、教学、科研需要一律不得使用麻醉药品。对违反规定的单位和个人有严格、明确的处罚规定。

（2）医疗单位购置麻醉药品必须办理“麻醉药品购用印鉴卡”，才能向指定的麻醉药品经营单位购置。购置时须填写“麻醉药品申请单”，供应数量按卫生部规定的品种及每季限量的规定办理。

（3）凡麻醉药品管理范围内的各种制剂必须向麻醉药品经营单位购买。管理范围内没有的制剂或因医疗单位特殊医疗需要的制剂，有麻醉药品使用权的医疗单位，经县以上卫生行政部门批准，可以自行配制。

（4）必须具有麻醉药品处方权的医师才能开具麻醉药品处方。

（5）麻醉药品处方限量：为门（急）诊患者开具的麻醉药品注射剂，每张处方为一次常用量；控缓释制剂，每张处方不得超过 7 日常用量；其他剂型，每张处方不得超过 3 日常用量。门诊麻醉药品处方需到门诊部办公室盖章登记，确定无误后才能调配。

为门（急）诊癌症疼痛患者和中、重度慢性疼痛患者开具的麻醉药品注射剂，每张处方不得超过 3 日常用量；控缓释制剂，每张处方不得超过 15 日常用量；其他剂型，每张处方不得超过 7 日常用量。

为住院患者开具的麻醉药品处方应当逐日开具，每张处方为 1 日常用量。

（6）晚期癌症患者使用麻醉药品的规定。经县以上医疗单位诊断确需使用麻醉药品止痛的危重患者，可由县以上卫生行政部门指定的医疗单位，凭医疗诊断书和户口簿核发“麻醉药品专用卡”，患者凭卡到指定医疗单位按规定开方取药。癌症患者申办“麻醉药品专用卡”应提供以下资料。

① 二级以上（含二级）医疗机构的诊断证明书。

② 患者本人的户口簿。

③ 患者本人的身份证。

④ 由患者亲属或监护人代办“麻醉药品专用卡”的，还应提供代办人的身份证。

（7）禁止非法使用、储存、转让或借用麻醉药品。

（8）麻醉药品实行“五专”管理，即专人负责、专柜加锁、专用账册、专用处方、专册登记。

（9）麻醉药品处方保存 3 年备查。麻醉药品账册保存期限为自药品有效期满之日起不少于 5 年。

4.“麻醉药品专用卡”的使用

凭“麻醉药品专用卡”一般不能使用注射剂。因病情确需使用者，需凭主治医师以上的执业医师开具诊断证明书，报所在地县以上药品监督管理部门备案，由备案机关在“麻醉药品专用卡”上注明“可供麻醉药品注射剂”并加盖公章后方可供应。

凭“麻醉药品专用卡”，麻醉药品注射剂处方一次不超过 3 日量；麻醉药品控（缓）释制剂处方一次不超过 15 日用量；其他剂型的麻醉药品处方一次不超过 7 日用量。

使用注射剂或贴剂的患者，再次领药时需将空安瓿或用过的贴剂交回。

“麻醉药品专用卡”的有效期为 1 个月。期满后需继续使用的，可更换新卡。

5. 癌症患者“三阶梯止痛”的治疗原则

根据癌症患者的主观疼痛现象，分为轻度疼痛、中度疼痛、重度疼痛三个层面，分别制定止痛方法。

（1）轻度疼痛　给予非阿片类止痛药，如阿司匹林、对乙酰氨基酚、布洛芬、吲哚美辛等。

（2）中度疼痛　给予弱阿片类与非阿片类止痛药，如可待因、氨酚待因、曲马多、布桂嗪、高乌甲素注射液等。

（3）重度疼痛　给予强阿片类药，如吗啡口服片、哌替啶、二氢埃托啡、安那度尔、氢吗啡酮等。

对晚期重度疼痛的癌症患者采用“按时”给药，而不是“按需（只在疼痛时）”给药；按量给药（剂量至疼痛消失），而不是“定量”给药；目标是使“癌症患者不痛”，改善和提高癌症患者的生存和生活质量。

(三) 精神药品管理

1. 精神药品的含义

精神药品是指直接作用于中枢神经系统，使之兴奋或抑制，连续使用能产生依赖性的药品。精神药品所产生的药物依赖性是精神依赖，不同于麻醉药品所产生的生理依赖。精神依赖的特征如下。

(1) 为追求该药产生的欣快感，有一种连续使用某种药物的要求（但非强迫性）。

(2) 没有加大剂量的趋势或这种趋势很小。

(3) 停药后不出现戒断症状。

(4) 引起的危害主要是用药者本人。

2. 精神药品的分类

根据精神药品对人体产生依赖性和危害人体健康的程度，分为第一类精神药品和第二类精神药品。第一类精神药品比第二类精神药品更易产生依赖性，且毒性和成瘾性较强。精神药品共 132 种，其中第一类 53 种，第二类 79 种。我国目前生产、供应、使用的一类精神药品 7 个品种，第二类精神药品 33 个品种（见表 6-2）。

表 6-2 我国目前生产、供应、使用的精神药品

第一类精神药品	第二类精神药品
丁丙诺啡、氯胺酮、马吲哚、哌甲酯、司可巴比妥、三唑仑、γ-羟丁酸	异戊巴比妥、布托啡诺及其注射剂、咖啡因、去甲伪麻黄碱、安钠咖、地佐辛及其注射剂、芬氟拉明、格鲁米特、喷他佐辛、阿普唑仑、戊巴比妥、巴比妥、溴西泮、氯氮䓬、地西泮、艾司唑仑、氟西泮、氯氟䓬乙酯、劳拉西泮、甲丙氨酯、咪达唑仑、纳布啡及其注射剂、氯硝西泮、硝西泮、奥沙西泮、氨酚氢可酮片、匹莫林、苯巴比妥、替马西泮、曲马多、唑吡坦、扎来普隆、麦角胺咖啡因

3. 使用精神药品的管理要求

(1) 第一类精神药品只限县以上卫生行政部门指定的医疗单位使用，不得在社会定点药店或非定点药店零售。第二类精神药品可供各医疗单位使用。社会定点药店应凭盖有医疗单位公章的医生处方零售。

(2) 医疗单位购买第一类精神药品需持县以上卫生行政部门核发的“精神药品购用卡”，在指定的经营单位购买。医疗单位购买精神药品只准在本单位使用，不得转售。

(3) 精神药品处方限量。第一类精神药品注射剂，每张处方为一次常用量；控缓释制剂，每张处方不得超过 7 日常用量；其他剂型，每张处方不得超过 3 日常用量。哌甲酯用于治疗儿童多动症时，每张处方不得超过 15 日常用量。

为门（急）诊癌症疼痛患者和中、重度慢性疼痛患者开具的第一类精神药品注射剂，每张处方不得超过 3 日常用量；控缓释制剂，每张处方不得超过 15 日常用量；其他剂型，每张处方不得超过 7 日常用量。

为住院患者开具的第一类精神药品处方应当逐日开具，每张处方为 1 日常用量。

第二类精神药品一般每张处方不得超过 7 日常用量；对于慢性病或某些特殊情况的患者，处方用量可以适当延长，医师应当注明理由。

(4) 医生书写精神药品处方要完整，字迹要清楚，精神药品处方不得随意涂改。

(5) 精神药品要专柜存放，建立收支明细账，按季度盘点，做到账物相符。

(四) 麻黄素的管理

麻黄素是《联合国禁止非法贩运麻醉药品和精神药品公约》附表中的管制品种。我国国家食品药品监督管理局制定的《麻黄素管理办法》共七章四十三条，对麻黄素的生产、购销、使用和进出口管理，以及储运进行了严格的规定；同时明确了对违犯规定者的处罚原则。

(1) 麻黄素的生产供应由国家食品药品监督管理局指定的单位负责。

(2) 麻黄素只供应医疗单位使用，零售药店和个体诊所不得销售和制作麻黄素单方制剂。医疗单位凭《麻醉药品购用印鉴卡》到指定单位购买。

(3) 麻黄素单方制剂处方每次不得超过7日常用量，处方留存2年备查。

(4) 购用麻黄素的单位不得自行销售和相互调剂。

(5) 麻黄素按麻醉药品管理办法实行“五专”管理。

五、药品的领取与验收

【学习要点】

药房领取药品的程序有准备、开写领药单、领药验收、登记入账四个环节。每个环节都有具体的操作要求。

药房的药品要从药库或医院制剂部门领取。领药是药房一项定期的、经常性的工作，药房每天都要发出药品，为了保证药品及时供应，药房必须有一定数量的药品库存，并根据药品消耗情况及时领取，予以补充。目前，大多数医院药房的药品库存数量一般以一周用量为宜，药房一般每周领药一次，特殊情况可随时领取。药房领取药品的工作过程包括准备→开写领药单→领药和验收→登记入账四个环节。

1. 准备

领药前首先要盘查药品消耗情况，确定应补充的药品品种及数量，填写《药品申领单》。将填写好的《药品申领单》送到药库。《药品申领单》样式举例见表6-3。

表6-3 《药品申领单》样式举例

药品申领单

领药单位：　　　　　　　　　　　　　　　　年　月　日

药品名称	规 格	单 位	数 量	备　注

申请人：

2. 开写领药单

药房领药人员到药库，将填写好的《药品申领单》交给药库管理人员。药库管理人员根据药房的《药品申领单》开写《领药单》，《领药单》要写清所领药品的名称、规格、数量、单价、金额，注明领药日期，发药人、领药人签字。《领药单》一式三联，药库、财务、领药部门各一联，各自作为记账凭证。《领药单》样式举例见表6-4。

表6-4 《领药单》样式举例

××医院领药单

领药单位：　　　　　　　　年　月　日　№：002266

药品名称	规格	单位	单价	数量	金额
合计金额					

一联　药库留存

发药人：　　　领药人：

3. 领药、验收

开好《领药单》后，药库保管员按《领药单》所列药品顺序，逐一发给领药人，领药人要逐一核对、验收。无误后，发药人、领药人分别在《领药单》相应处签字。

为了节省时间，有时药房可将《药品申领单》交给药库，让药库人员提前准备好，药房人员第二天再去领药。

4. 登记入账

将所领药品记入相应账册的过程称登记入账。药品从药库领回药房后要及时登记《药品明细账》(样式举例见表6-5)。《药品明细账》的填写要求如下。

表6-5 《药品明细账》样式举例：

药品明细账

品名：＿＿＿＿＿＿＿＿　规格：＿＿＿＿　单位：＿＿＿＿　单价：＿＿＿＿＿＿　　页

日期	凭证号	领入	消耗	结存	备注

① 一种药品用一页账页，本页用完后，后续新页延续。

② 品名处填写药品名称，规格处填写本药品的规格（如 5mg）。

③ 单位处填写药品的包装单位（如瓶、支、盒、袋等）。

④ 凭证号填写《领药单》号，领入、消耗、结存处分别填写相应数量。

⑤ 备注处填写需要注明的事项（如产地或药厂名称等）。

登记入账工作一般由药房负责人负责。

六、药品的经济管理

【学习要点】

药房药品的经济管理有两种方式，一是统计管理，二是金额管理。目前，大多数医院药房都综合以上两种方法，采用“金额管理、重点统计、实耗实消”的管理办法。借助计算机技术实行统计管理是发展方向。

药品是有价值的商品，加强药品经济的管理，防止药品流失，避免给医院造成不必要的经济损失，是非常重要的。

1. 统计管理

统计管理是指对药房每一种药品都进行数量统计，及时统计出每一种药品的收入、支出和结存，进行核算的管理方法。收入数量－支出数量＝结存数量，监督药品数量准确。这种管理方法的准确性较强。但是，医院药房中药品的品种较多，每天的消耗量（支出量）较大，如果对所有的药品都进行数量统计，实行统计管理，工作量太大，目前难以实现。

2. 金额管理

金额管理是指对药房的药品以金额进行核算的管理方法。收入金额－支出金额＝结存金额，监督药品金额收支准确。支出金额包括处方销售金额和损耗药品金额。这里所说的药品金额是药房药品的总金额，不是指某一种药品的金额。只要总金额相符就行。这种管理方法只计算药品总金额，不计算具体某种药品的金额，也不进行药品数量统计，只监督药品的金额准确。工作量比统计管理大大减少。但是，可能会出现私自调换药品等不良现象。

3. “金额管理、重点统计、实耗实消”的管理

目前，大多数医院药房都综合以上两种方法，采用“金额管理、重点统计、实耗实消”的管理办法。金额管理即总体实行金额管理，重点统计即对特殊管理药品和贵重药品实行品种统计管理，实耗实消就是盘点时按公式：消耗数量＝收入数量－现存数量来确定消耗数量。这样算出来的消耗数量包括处方发出数量和损耗数量。

特殊管理药品主要有麻醉药品、精神药品、毒性药品。贵重药品一般为价格较高的药品、自费药品、营养药品等，具体品种由各医院根据自己的情况自行确定。统计管理的药品要求每天统计处方消耗数量，登记在统计表及账册上。

除特殊管理药品和贵重药品实行统计管理外，其余药品都作为普通药品实行金额管理。每月盘点一次，计算盈亏。如果出现亏损，要分析原因，加强和改进管理，坚决杜绝不正常的损耗。

4. 发展方向

从药品管理的准确性考虑，所有药品都应实行统计管理。特别是计算机的应用，为实行药品全部统计管理提供了条件和可行性，药房每种药品的领入、发出与结存都可以清楚地在计算机中储存和表现，复杂的统计工作由计算机完成。充分利用计算机的功能，是完全可以实现全面统计管理的。

思考题

1. 医院药房的主要工作制度有哪些?
2. 药房的环境要求是什么?
3. 药房药品的摆放原则是什么?
4. 药房药品的经济管理模式有哪些?
5. “四查十对”的含义是什么?
6. 药房领取药品的程序有哪几个环节?

第七单元　医院中药房管理技能

【课程描述】

本单元是为医院中药房管理而开发的专业单元。本单元包括中药房的设施与环境要求、中药饮片的摆放、特殊药品的管理、药品的领取与验收、药品的经济管理五个基本要素。实施依据为《中华人民共和国药品管理法》、《中华人民共和国药品管理法》、《药品经营质量管理规范》、《医疗机构药事管理暂行规定》和卫生部《处方管理办法（试行）》（卫医发［2004］269号）。

一、中药房的设施与环境要求

【学习要点】

医院药房应有符合药品储存、保管及处方调配要求的设施与环境。

（一）中药房的主要设施

1. 中药药柜

中药药柜是中药房的主要设施，一般为抽屉式中药柜。抽屉式中药柜是一种传统式中药柜，为立方形抽屉式结构的组合柜，目前仍多用。一般一个柜子设8层，从下向上，第1层一般设2个大抽屉，用于放置质地疏松、体积较大的中药（如茵陈、竹茹），第2～7层每层设5～6个抽屉，一个抽屉设置2～3个格，抽屉中的格俗称药斗（每层抽屉数及每个抽屉的药斗数可根据具体情况而定）。第8层不设抽屉，是一个平台，用于放置一些盛放蜜炙与小籽类等中药的药罐。制作材料一般为本质，也有抽屉用铝合金材料，框架用本质材料所制成的铝木结合药柜。

此外，还有单斗中药柜等其他形式的中药柜。

2. 调剂台

调剂台调配、预分装、包装中药的主要场地。

3. 冲筒

冲筒用于某些特殊中药临配前的捣碎处理，如贝母、栀子等。冲筒有铜制、铁制两种。

4. 乳钵

乳钵亦称研钵，用于研磨药物。有玻璃制、金属制、瓷制等几种。

5. 戥秤

戥秤，也称戥子，是一种小型的杆秤。戥秤由戥杆、戥盘、戥砣、戥弦、戥毫等部件组成（详见第四单元图4-1）。戥秤是中药房称量中药的常用衡器，根据称量范围大小，有大小不同规格，大的主要用于调配一般中药饮片，小的主要用于调配一些细料类贵重中药。

6. 电脑

用于中药处方划价及药品管理。

（二）中药房的环境要求

① 调剂室与工作人员的生活间必须分开。

② 调剂室内不允许存放与调剂无关的物品。

③ 调剂室不准会客。

④ 调剂室的环境温度应为18～26℃。

⑤ 调剂室的相对湿度应为45%～65%。

二、中药饮片的摆放

【学习要点】

中药饮片的摆放包括斗谱定位和格斗配伍两个环节。每个环节都有一定的原则。

中药包括中成药与中药饮片。中成药的摆放与西药基本相同，中药房饮片的摆放，包括两个方面的内容，即饮片的斗谱定位和格斗配伍。本节主要介绍中药饮片的摆放技能。

（一）中药饮片的斗谱定位

斗谱是指各种中药饮片在药斗中的排布。斗谱一旦编定，各种中药饮片的存放位置就相对固定，一般不能随意变动，即使该药已用完，药斗空着，也不能随意放置其他药品，以免发生差错。斗谱定位对于调剂操作具有重要意义。中药斗谱的编制没有固定的模式，但编制斗谱要遵循一定的规律。常见的斗谱定位有以下三种方法。

1. 按中药性能排布

这种斗谱排列方法通常是将药物按其功用分为解表药、泻下药、清热药、芳香化湿药、利水渗湿药、祛风湿药、温里药、开窍药、安神药、平肝息风药、理气药、理血药、消导药、化痰止咳药、补虚药、收敛药、驱虫药、其他类等大类。各类药物再结合使用情况和有关规定，按一定顺序进行排列分布，定位摆放。该方法的特点如下。

① 作用相近的药物排列在一个区域内，便于记忆、查找、调配。

② 作用相近的药物排列在一个区域内，即使有个别药物串斗，也不至于发生药物事故。

③ 作用相近的药物常出现在同一个处方中，因而在一个区域内就可连续调配若干药物，从而提高工作效率，减少患者等候取药的时间。

2. 按中药的入药部位排布

这种斗谱排列方法通常是将中药按其入药部位进行分类定位，一般分为根及根茎类、茎类、叶类、花类、果实种子类、皮类、全草类、动物类、矿物类、其他类等大类。各类药物再结合使用情况和有关规定，按一定顺序进行排列分布，定位摆放。这种斗谱的特点如下。

① 分类清楚。配方人员接到处方后就能知道每味药物的大概位置，便于查找。

② 外观性状近似的药物放在一起，有利于鉴别和格斗配伍。

3. 按临床用药频率排布

在药物斗谱定位时，将使用频率高的常用品种排布在取药最顺手的药斗内，一般为3、4、5层，便于取用，以减轻调剂人员的劳动强度，提高工作效率；将较常用的品种排布在较近而顺手的药斗内；将不常用的品种放置在不太顺手的药斗内，如最底层、最顶层。各类中药再结合其外形、颜色、性状、作用等特点，进行有规律的排布。

一般以其中一种方法为主，再结合其他两种原则综合编制。如先按入药部位分类排布，在每一类中，再按按中药性能和临床用药频率排布。

（二）中药饮片的格斗配伍

将某些中药饮片按照一定规律分装在同一抽屉的前后药斗中，称为格斗配伍。格斗配伍没有固定的模式，一般应遵循以下原则。

1. 作用相近原则

作用相近的药物适宜配伍在同一个抽屉中，如焦神曲、焦山楂、炒麦芽，俗称“焦三仙”，经常配伍在一个抽屉中。因为，即使不慎发生个别串斗，也不至于影响药效，发生药物事故。

2. 姐妹药原则

经常出现在同一张处方中的药物俗称姐妹药，如川芎与当归、生地与玄参等。姐妹药配伍在邻近格斗中，易于查找和调配，可提高工作效率。

3. 没有配伍禁忌原则

配伍在同一个抽屉中的各药物之间应没有配伍禁忌。避免不慎发生串斗时影响药效，发生药物事故，如“十八反”、“十九畏”中的药物。

4. 易于鉴别原则

相邻两药相混合时，应易于鉴别和分开。配伍在同一抽屉中的各药物外观上应有明显的区别，易于鉴别，一旦发生个别串斗时能够易于发现和检出。避免发生调配差错。

中药斗谱举例参见表 7-1。

表 7-1 中药斗谱

桑寄生	石榴皮	猪牙皂	肉豆蔻	苏木
槲寄生	苦楝皮	皂角刺	诃子肉	降香
桑枝	紫荆皮	路路通	常山	檀香
苍术	土槿皮	千年健	砂仁	秦皮
秦艽	五加皮	刘寄奴	白豆蔻	白头翁
薤白	防己	伸筋草	红豆蔻	苦参
威灵仙	半边莲	党参	瓜蒌	杏仁
木瓜	半枝莲	太子参	瓜蒌皮	炙款冬花
藁本	龙葵	明党参	瓜蒌仁	炙紫菀
石菖蒲	牡丹皮	甘草	川贝母	北沙参
九节菖蒲	紫草	炙甘草	浙贝母	南沙参
苏合香	水牛角	桔梗	平贝母	桑椹子
蚤休	西河柳	茯苓	防风	黄芪
毛冬青	浮萍	茯神	细辛	炙黄芪
蚕沙	寻骨风	朱茯神	白芷	芡实
谷精草	栀子	禹余粮	延胡索	生地黄
木贼草	炒栀子	山茱萸	郁金	熟地黄
密蒙花	栀子炭	椿根皮	香附	地黄炭
青葙子	硼砂	龟甲	牡蛎	前胡
蔓荆子	明矾	鳖甲	龙骨	白前
决明子	枯矾	青蒿	煅龙骨	白薇
丝瓜络	败酱草	鸡内金	露蜂房	金银花
大蓟	附子	全蝎	白附子	高良姜
小蓟	肉桂	乌梢蛇	天南星	荜茇
地榆	干姜	金钱白花蛇	胆南星	荜澄茄
鸡血藤	山楂	制川乌	肉苁蓉	木蝴蝶
青风藤	乌梅	制草乌	锁阳	金果榄
海风藤	五倍子	地龙	巴戟天	百合

续表

麻黄	桑皮	白果	陈皮	枇杷叶
炙麻黄	炙桑皮	五味子	香橼	炙枇杷叶
桂枝	地骨皮	炙马兜铃	佛手	百部
白术	清半夏	葶苈子	牛蒡子	知母
炒白术	法半夏	紫苏子	玄参	炙知母
白扁豆	姜半夏	白芥子	葛根	芦根
当归	荆芥	板蓝根	红花	蛇床子
川芎	荆芥穗	大青叶	桃仁	地肤子
白芍	淡豆豉	射干	赤芍	白鲜皮
薏苡仁	丹参	山豆根	穿山甲	忍冬藤
炒薏苡仁	茜草	马勃	王不留行	夜交藤
山药	虎杖	土牛膝	漏芦	络石藤
乌药	昆布	瓦楞子	珍珠丹	代赭石
天花粉	海藻	煅瓦楞子	生蛤壳	磁石
石斛	黄药子	寒水石	煅蛤壳	花蕊石
连翘	艾叶	大腹皮	通草	益母草
藿香	天麻	花椒	莲子心	白及
佩兰	僵蚕	白胡椒	莲子	棕榈
香薷	白附子	黑胡椒	乌梅	紫珠
旱莲草	草决明	玉米须	金樱子	丁香
翻白草	竹叶	赤小豆	楮实子	柿蒂
贯众	大海子	冬葵子	白蒺藜	乌药
冬瓜皮	阿胶	羌活	淫羊藿	海螵蛸
茯苓皮	鹿角胶	独活	蛤蚧	桑螵蛸
生姜皮	龟甲胶	五加皮	冬虫夏草	覆盆子
柴胡	焦山楂	辛夷	枸杞子	海桐皮
升麻	炒麦芽	苍耳子	女贞子	老鹳草
葛根	神曲	苍耳草	桂圆肉	豨莶草
麻黄根	金钱草	鹿茸	大黄	川牛膝
浮小麦	泽泻	胡桃肉	酒大黄	怀牛膝
糯稻根	猪苓	鹿角霜	大黄炭	制何首乌
狗脊	姜黄	石楠藤	白菊花	黄芩
仙茅	穿山甲	松节	野菊花	黄连
紫河车	血竭	生地榆	桑叶	黄柏
石决明	金礞石	紫石英	芒硝	龙胆草
生龙齿	赤石脂	白石英	石膏	青蒿
煅龙齿	炉甘石	自然铜	滑石	垂盆草
鱼腥草	金荞麦	仙鹤草	薄荷	茵陈
雷丸	鸡冠花	山慈菇	使君子	茶叶
二丑	血见愁	鸦胆子	南瓜子	荷叶
芜荑	益母草	绿豆	槟榔	银杏叶
覆盆子	大蓟炭	藕节炭	侧柏叶	天冬
益智仁	小蓟炭	蒲黄	棕榈	麦冬
胡芦巴	血余炭	牡丹皮炭	白茅根	大海子
菟丝子	酸枣仁	胡麻子	木香	玫瑰花
沙苑子	柏子仁	黑芝麻	厚朴	月季花
补骨脂	合欢皮	灵芝	沉香	绿萼梅
火麻仁	地龙	何首乌	川楝子	苦丁茶
郁李仁	地鳖虫	黄精	荔枝核	绞股蓝
莱菔子	五灵脂	玉竹	橘核	茉莉花

续表

银柴胡	当归炭	土茯苓	小茴香	枳壳
地骨皮	茜草炭	萆薢	大茴香	枳实
胡黄连	三七	密蒙花	吴茱萸	青皮
萹蓄	三棱	乳香	杜仲	猫爪草
瞿麦	莪术	没药	骨碎补	穿心莲
石苇	鸡血藤	泽兰	续断	白花蛇舌草
蝉蜕	琥珀	槐米	紫苏梗	蜈蚣
牛蒡子	安息香	槐角	紫苏叶	水蛭
蔓荆子	远志	苎麻根	羌活	五灵脂
蒲公英	紫花地丁	竹茹	凤尾草	田基黄

(三) 药斗的排序

配伍药斗在抽屉正面的标示顺序称为药斗排序。在中药柜中一般一个抽屉有1～3个药斗，各药斗中的药名要在前药斗的正面标示。按照传统的排序方法，一个抽屉有3个药斗时，前斗标示在上方，中斗标示在右方，后斗标示在左方，如图7-1。一个抽屉有2个药斗时，前斗标示在右方，后斗标示在左方，如图7-2。一个抽屉一个药斗时，标示在上方，如图7-3。

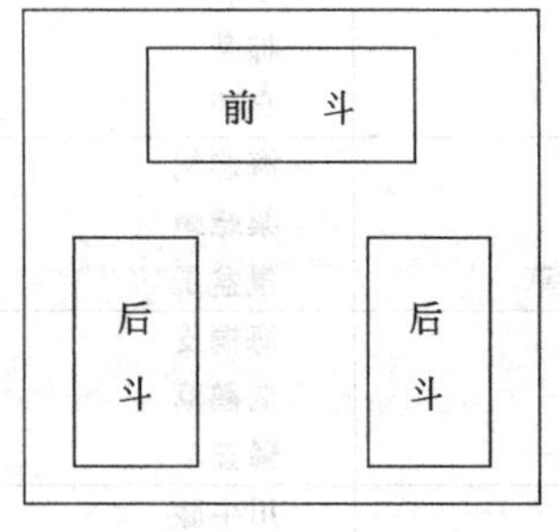

图7-1　三斗的排序

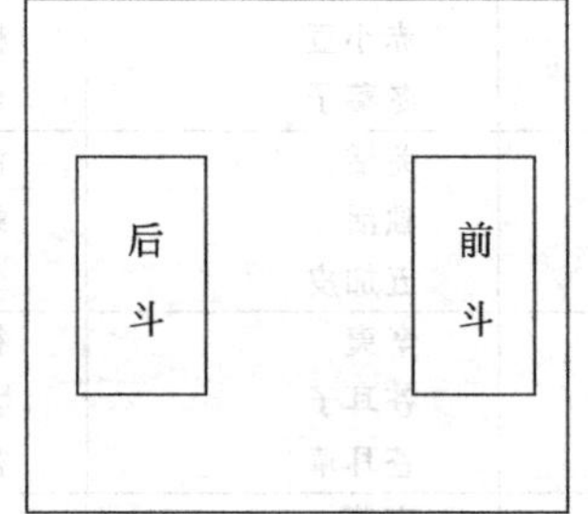

图7-2　两斗的排序

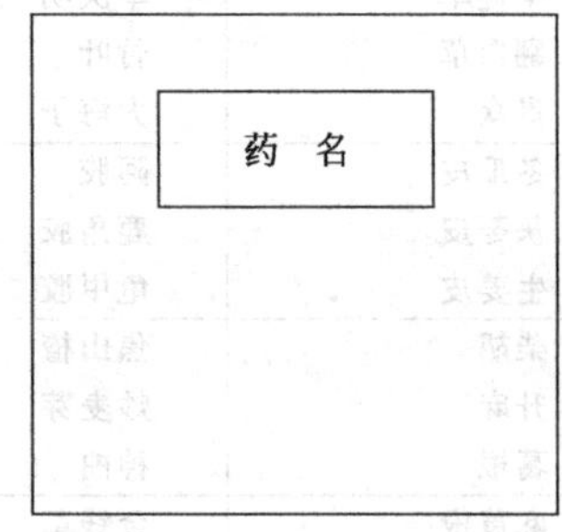

图7-3　一斗的排序

中药房的其他管理技能，如特殊药品的管理、药品的领取与验收、药品的经济管理等技能与要求与西药房管理基本相同。参见第五单元医院药房管理技能中的相应部分。

思考题

1. 中药饮片斗谱定位的原则是什么？
2. 格斗配伍的原则是什么？

第八单元　医院药品采购技能

【课程描述】

本单元是为医院药品采购而开发的专业单元。本单元包括医院药品的计划采购、药品采购的商务洽谈与合同签订两种能力要素。实施依据为《中华人民共和国药品管理法》、《医疗机构药事管理规定》（卫医政发［2011］11号）、《抗菌药物临床应用指导原则》（中华人民共和国卫生部令第84号）、《医疗机构药品监督管理办法（试行）》（国食药监安［2011］442号）和《国家处方集》等相关规定及技术规范。

【学习要点】

医院药品采购分为“医院基本药品”采购、“新特药品”采购和“抗菌药物”采购三种。“医院基本药品”的采购以既保证供应又不积压为原则，属常规性计划采购；“新特药品”的采购以临床特需为原则，属审批性采购；“抗菌药物”采购要按卫生部颁布的《抗菌药物临床应用指导原则》相关规定执行，各有不同的要求和操作规程。药品采购的商务洽谈与合同签订包括情报准备、商务洽谈与合同签订三个环节，每个环节都有具体的操作要求。

一、医院采购药品的规定

为了加强医疗机构药品监督管理，健全药品质量保证体系，强化医疗机构药品质量意识，保障人民群众用药安全，国家相关法规对医院药品采购都有明显的规定，应严格遵守。

1. 从合法的药品供应企业采购

医院必须从具有药品生产、经营资格的企业购进药品。购进药品时，应当查验供货单位的《药品生产许可证》或者《药品经营许可证》和《营业执照》、所销售药品的批准证明文件等相关证明文件，并核实销售人员持有的授权书原件和身份证原件。

医院应当妥善保存首次购进药品加盖供货单位原印章的前述证明文件的复印件，保存期不得少于5年。

2. 由药学部门统一采购

医院临床使用的药品应当由药学部门统一采购供应。禁止医院其他科室和医务人员自行采购。

3. 留存供货合法票据

医院购进药品时应当索取、留存供货单位的合法票据。合法票据包括税票及详细清单，清单上必须载明供货单位名称、药品名称、生产厂商、批号、数量、价格等内容，票据保存期不得少于3年。

4. 建立购进记录

购进药品要建立购进记录，做到票、账、货相符。

二、医院基本药品的采购技能

医院基本药品是指“医院基本药品目录”品种范围内的药品。“医院基本药品目录”由药事管理与药物治疗学委员会根据医疗必需、常用、安全、有效的原则确定，定期修改。“医院基本药品目录”品种属于常规使用药品，药剂科要根据临床使用情况，及时采购，确保供应。

医院基本药品的采购程序为：编制药品采购计划→药剂科主任审核→分管院长批准→实施采购四个环节。每个环节都有具体的操作要求与技能。

（一）编制药品采购计划

适量贮存、保证供应是药库管理工作的重要内容之一。药库负责人必须及时了解临床对药品的使用情况和用药动态，掌握药品的库存情况和需求预测，及时制订详细的药品采购计划，填写《药品采购计划单》（见表 8-1）。药品采购计划由药库负责人负责编制，一般每月编制一次，每月底编制下月采购计划。根据实际应用情况，每月中旬可做一次补充采购计划。

表 8-1　药品采购计划单样式举例

××××医院药品采购计划单

年　月　　日　　　第　页

品名	规格	单位	单价	现存数量	计划数量	金额	备注
合计金额							

院长：　　　　　　药剂科主任：　　　　　　制表人：

制订医院基本药品采购计划的原则如下。

1. 根据用药动态制订品种计划

用药动态即药品的销售应用情况。应根据药品的临床需求情况，以既保证医疗需要，又不积压为原则制订申购计划。药品品种采购计划可按下列公式计算：计划采购量＝库存下限＋月用量－现存量。月用量是指下月用量，可根据上月用量、上年度同期用量、临床用药情况估算。

2. 根据库存要求制订品种计划

库存要求即对药品库存数量的规定。为了使药品的库存数量既能满足供应，又不积压库存，做到科学合理，医院对每种药品的库存数量都规定了库存上限（最大库存量）和库存下限（最小库存量）。

库存下限一般根据采购所需时间的用量来确定，即库存下限＝每日最大用量×采购最长所需天数。

例如：某针剂药品每日最大用量为150支，采购该药品从申请采购到采购入库最长需要5天，该药的理论库存下线为150支×5＝750支，如果该药品的包装为每盒10支，考虑到采购时包装单位因素，该药的实际库存下线可定为800支。

库存上限的确定以防止药品积压为原则。可根据医院具体情况而定，一般以2～3个月用量为宜。

原则上要求药品库存数量不得低于库存下限，以保证供应，不得高于库存上限以防止积压。尽量做到勤进快销，加速周转，减少库存占用资金。

药品采购计划编制完成后，编制人在《药品采购计划单》相应处签字。

（二）药剂科主任审核

将编制人签字后的《药品采购计划单》报药剂科主任审核。审核无误后，药剂科主任在《药品采购计划单》相应处签字。

（三）分管院长批准

将药剂科主任已签字的《药品采购计划单》报分管院长审批。并在相应处签字。

（四）实施采购

《药品采购计划单》经院长审批后交采购人员实施采购。

三、医院新特药品的采购

新特药品是指“医院基本药品目录”之外的品种，包括国内新上市，在本院尚未使用的药品和本院临床使用极少的药品。新特药品不列入医院常规性计划采购。只有当医师或科室因医疗、教学或科研需要，指定使用某一新特药品时才给予采购。采购新特药品必须按规定经过批准，未经批准，药剂科不得擅自采购新特药品。

医院新特药品的采购程序为：医师申请→科主任审核→药剂科审核→药事管理与药物治疗学委员会审批→编制药品采购计划→实施采购→报告药事管理与药物治疗学委员会、通知申请者，共七个环节。

1. 医师申请

医师在医疗中需要使用新特药品，首先要提出申请，说明申购理由，填写《新特药品采购申请表》（见表8-2）。并在《新特药品采购申请表》相应处签名。

2. 科主任审核

新特药品使用申请人将填写好的《新特药品采购申请表》报所在科室主任签署意见。医院新药申购，一般由临床科室主任提出申请。

3. 药剂科审核

药剂科对新药证书、药品批文、药检报告、药价批单、药品说明书、GMP证书、药品生产（经营）许可证、营业执照等资料的有效性进行审核，如有疑义可退回申请。

4. 药事管理与药物治疗学委员会审批

新特药品申购要通过药事管理与药物治疗学委员会集体讨论审批。一般由申请科室主任或药剂科主任介绍药品有关情况，委员们提问了解药品特性，重点审核该药是否为医院需要引进的新药。

表 8-2　新特药品采购申请表样式举例

××××医院新特药品采购申请表

年　月　日　　　№

药品名称：	生产厂家：
规格：	数量：
参考资料：	
申购理由：	
申请医师：	科主任意见： 科主任签名：
药剂科主任意见： 主任签名：	药事管理委员会意见： 主任签名：
药品采办记录：	

5. 编制药品采购计划

新特药采购申请通过药事管理与药物治疗学委员会批准后，由药剂科通知药库做采购计划。药库编制新特药采购计划可单独编制，也可与医院基本药品采购计划一起编制。

6. 实施采购

同医院基本药品的采购。

7. 报告药事管理与药物治疗学委员会，通知申请者

新特药品的采购情况要及时通知申请医师，并报告药事管理委员会。

四、医院抗菌药物的采购

1. 采购备案

医院要按照省级卫生行政部门制定的抗菌药物分级管理目录，制定本医院的抗菌药物供应目录，并向核发其《医疗机构执业许可证》的卫生行政部门备案。抗菌药物供应目录包括采购抗菌药物的品种、品规。未经备案的抗菌药物品种、品规，医疗机构不得采购。

2. 严格控制品种数量

医院应当严格控制抗菌药物供应目录的品种数量。同一通用名称抗菌药物品种，注射剂型和口服剂型各不得超过 2 种；具有相似或者相同药理学特征的抗菌药物不得重复列入供应目录。

优先选用《国家基本药物目录》、《国家处方集》和《国家基本医疗保险、工伤保险和生育保险药品目录》收录的抗菌药物品种。

基层医疗卫生机构只能选用基本药物（包括各省区市增补品种）中的抗菌药物品种。

3. 按药品通用名称采购

要按照国家药品监督管理部门批准并公布的药品通用名称购进抗菌药物，不得使用商品名。

4. 定期调整供应目录品种结构

医院应当定期调整抗菌药物供应目录品种结构，并于每次调整后 15 个工作日内向核发其《医疗机构执业许可证》的卫生行政部门备案。调整周期原则上为 2 年，最短不得少于 1 年。

5. 特殊治疗的临时采购

因特殊治疗需要，需使用本医院抗菌药物供应目录以外抗菌药物的，可以启动临时采购程序。临时采购应当由临床科室提出申请，说明申请购入抗菌药物名称、剂型、规格、数量、使用对象和使用理由，经本医院抗菌药物管理工作组审核同意后，由药学部门临时一次性购入使用。

医院应当严格控制临时采购抗菌药物品种和数量，同一通用名抗菌药物品种启动临时采购程序原则上每年不得超过 5 例次。如果超过 5 例次，应当讨论是否列入本医院抗菌药物供应目录。调整后的抗菌药物供应目录总品种数不得增加。

医疗机构应当每半年将抗菌药物临时采购情况向核发其《医疗机构执业许可证》的卫生行政部门备案。

五、药品采购的商务洽谈与合同签订技能

医院药品采购的商务洽谈与合同签订包括：情报准备→商务洽谈→合同签订三个环节。每个环节都有具体的技能和操作要求。

（一）情报准备

随着医药事业的飞速发展，药品品种及数量不断增加，随着经济体制的改革和市场经济的发展，药品的供货渠道、供货方式多种多样，药品价格也有较大差异。因此，药品采购人员在进行药品采购业务洽谈之前，要全面准确在掌握药品有关信息，这是成功洽谈的先决条件。需要掌握的主要信息有以下几个方面。

1. 需求信息

药品是用于防病治病的特殊商品，对于一个医院来说，药品的需要量受到诸多因素的影响，如病源、季节、气候、医院技术水平及医院用药习惯等。要掌握药品的需求信息，必须全面了解这些因素。并对它们进行比较、分析、综合、归纳。一般来说药品的需求信息可有两种来源，一是深入临床和药库，了解药品的需求趋势；二是通过药房的药品领用单了解各品种数量的需求情况。前者是预测情报，后者是具体情报，药品采购员可通过预测，提早搜集有关货源、价格、质量等情报资料。为具体情报的实施做好前期准备。及时了解医院药品的消耗情况，预测药品消耗趋势是药品采购员的常规工作。

2. 货源信息

为了保证药品供应，药品采购员首先要考虑的就是货源。货源信息越多、越准确，选择的余地就越宽，做到胸有成竹，使洽谈条件处于优势。采购人员要注意收集药品货源情报，

及时整理存档，以备查用。货源情报的来源可有以下途径。

（1）经常深入附近医药经营部门，了解近期所能提供的药品品种。附近医药经营部门由于距离近，具有供货及时的优先条件，是货源主渠道，药品采购员应与其保持经常性联系，随时掌握其品种供应情况，尤其是应该关注一些效期短、用量少、仓库贮备量不宜太多的品种和常用应急小品种。这些品种一般都是以当地医药经营部门供应为主。

（2）关注药品宣传广告。药品采购员要随时记录各种药品宣传广告，包括药学书刊、专业报纸、电视等，注意它们提供的药品供应信息资料，并将其分类汇集，以便随时备查。

（3）收集药品推销人员提供的药品信息，包括药厂推销人员和医药经营部门的推销人员上门服务。作为药品采购员，不管是何方药品推销人员，不认其提供的药品品种当时是否需要，只要是合法经营者，都应留下其名片或记录下其所能提供的药品品种、价格、地址、联系人及联系方式等，以备必要时查用。

货源信息对于药品采购业务谈判具有非常重要的作用。信息越多，比较和选择的空间越大，越具有业务洽谈的主动和优势。

3. 价格情报

我国医药市场是一个开放型市场，同一种药品可能有多家药厂生产，由于市场竞争，同一种药品，可能因产地不同，经营部门的不同而有不同的价格。因此，药品采购员在充分掌握货源信息的同时，也要尽可能多地掌握药品的价格信息，争取以最低的价格购买到质量最优的药品，实现质优价廉。

4. 质量信息

药品是用于防病、治病的特殊商品，掌握药品的质量情况，是确保医疗用药安全、有效的关键。不同厂家生产的同一种药品，由于生产条件、生产工艺、包装方法、包装材料的不同，其质量也可能不尽相同，药品采购员要及时掌握不同厂家生产药品的质量情报，各供应商的诚信情况。首选质优的药品，首选诚信的厂商。

（二）商务洽谈

医院药品采购合同的商务洽谈，要围绕合同的有效条款进行展开。合同洽谈的主要条款有以下几个方面。

1. 标的

在医院药品采购合同的洽谈中，标的就是拟购药品的品名和规格。品名必须是药品的全称（商品名、通用名），不能用简化名、别名等不规范的名称。规格应包括制剂规格和包装规格。国产药品必须符合《中华人民共和国药典》或国家食品药品管理局颁布的药品标准，国际洽谈应说明以何国药典为依据并符合国家有关规定。

2. 数量和质量

数量表达要明确标明其计量单位，避免出现合同签订和履行中的差错。以大包装件、箱为计量单位时，应明确该单位内的具体数量，不可简单地计为件或箱。质量应包括药品内在质量、外观质量和包装质量。质量要符合国家药品质量标准，即《中华人民共和国药典》或国家食品药品管理局颁布的药品标准。进口药品的洽谈应说明以何国药典为依据并符合国家有关规定。应要求供应商必须对质量问题负全责。

3. 价格

药品的价格分为出厂价、批发价、零售价和优惠价等。目前，我国物价部门只规定药品的最高零售价，不限定药品的出厂价和批发价，药品只要不超过规定的最高零售价就可以销售。《国家基本医疗保险目录》内的药品由“国家计发委”定价，其他药品实行企业自主定价，实行企业定价的药品，药品生产企业必须要经所在地省级物价部门进行价格审批并备案。

洽谈药品价格，一般首先按公式：批发价＝零售价÷115％，计算出批发价，供应商的价格不能高于批发价。低于批发价的价格称为优惠价。由于市场竞争，药品供应商常以优惠价供给医院。

批发价的比率称为扣率。药品优惠价一般按扣率计算，如以批发价的70％销售，称为70扣，以批发价的85％销售，称为85扣，以此类推。

药品采购人员应根据自己掌握的价格信息，尽可能争取优惠价格，实现质优价廉。

4. 合同效期、履约期限、交货方式和地点

在合同洽谈中，合同效期、履约期限要具体、明确。如“自签约之日起至×年×月×日有效”或“×年×月×日至×年×月×日之内交货”。避免使用“×月之前”或“×月之后”等之类无法控制的时间概念。

交货方式和地点要具体、明确。在药品购销活动中交货方式主要有送货和提货两种方式。采用哪种方式，在合同中要协商明确。交货地点要具体化，如“××医院药库交货”等，避免不具体的地点，如“××市交货”等。

5. 结算方式

结算方式的洽谈主要有付款时间和支付方式问题。付款时间主要是“款到发货”还是“货到验收后付款”或货到验收后在一定时间内付款。支付方式一般有托收、汇款、转账等方式。本地多用转账支票，外地多用汇票，不能支付现金。结算方式要在合同上明确。

6. 违约责任

在洽谈违约责任时，要阐明如果供货方不按时交货，将规定其交付违约金的责任。购货方有终止合同的权力，如果购货方已交付定金，应双倍偿还定金。

（三）药品采购合同的签订

1. 合同的书写

合同的书写要注意以下几点。

① 字斟句酌，表达准确，排除任何误会的可能。

② 前呼后应，同一问题前后描述要一致。

③ 公正实用。

④ 要有记录。

2. 合同的审核与签字

合同签字前要认真审核，以免出现差错或遗漏，并注意以下几点。

（1）签字人必须是法人代表或法人代表委托的承办人。

（2）首次供货，采购方应向供货方索取以下资质证明材料。

① 一证一照，即药品生产（经营）许可证和营业执照。如果供应商是药品生产企业，要提供《药品生产许可证》，如果供应商是药品经营企业，要提供《药品经营许可证》。

② 法人委托书。如果签字人就是企业法人，可不提供法人委托书，但必须以某种形式证明其身份。

③ 被委托人身份证复印件。

④ 质量保证协议。

⑤ 进口药品要出具同批号的《进口药品注册证》和《进口药品检验报告》。

⑥ 新药要提供产品批文、质量标准、检验报告和产品说明书。

审核无误，双方代表在合同相应处签字。

思考题

1. 医院基本药品的采购程序是什么？
2. 医院新特药品的采购程序是什么？
3. 医院抗菌药物采购有哪些规定？
4. 药品库存的上限和下限如何制订？
5. 药品采购商务洽谈的步骤是什么？
6. 药品采购合同洽谈的主要条款有哪些？
7. 药品供应商首次供货要提供哪些资料？
8. 对合同签字人有何要求？

第九单元　医院药库的管理技能

【课程描述】

本单元是为医院药库管理而开发的专业单元。本单元包括药品的入库验收、药品的在库保管和药品的出库验发3个能力要素。实施依据为《中华人民共和国药品管理法》、《药品经营质量管理规范》和《医疗机构药品监督管理办法（试行）》（国食药监安［2011］442号）。

【学习要点】

药品入库必须经过验收，药品入库验收的程序为：准备、验收、合格药品入库、不合格药品处置、填写入库验收单、记账六个环节，不合格药品不得入库。药品保管技能包括药品的分类定位、账卡编制、药品养护三种技能。药品出库验发的操作程序为开票、备药、验发、签字、销账五个环节，每个环节都有具体的操作要求。

一、药品的入库验收

医院采购的药品入库时必须经过验收，药品的入库验收是保证药品质量的重要环节。药品入库验收的操作程序为：准备 → 验收 → 合格药品入库 → 不合格药品处置 →填写入库验收单 → 记账六个环节，每个环节都有具体的操作要求，按顺序进行。不合格药品不得入库。

（一）准备

药库保管员接到药品入库通知后，要及时做好验收准备，准备工作主要内容如下。

（1）取药品采购合同，药品采购合同是药品入库验收的依据之一，必须按照入库通知，取出与药品供应商签订的药品采购合同原件。

（2）取药品入库验收单。

（3）取记录用笔、计算器等用品。

（二）验收

对采购药品进行质量检验及核对接收的过程称验收。验收工作包括将药品放入待检区 → 核对品种数量→ 质量检查三个程序。

1. 将药品放入待检区

将供应商送来的药品，按规定放入药库待检区，待检。不准将供应商送来的药品不经检验直接送入药库货位。药品不经检验不准入库。

2. 核对品种数量

验收时，药库保管员要向送货人索取随货同行单（或送货单）。药品品种及数量要与合同和随货同行单相符。如发现短缺或原装破损，要详细填写验收报告，向供货单位索要。

3. **质量检查**

质量检查的主要内容如下。

（1）包装检查

① 外包装应符合要求，完好无损，封签、封条无破损。

② 外包装上必须注明品名、规格、厂名厂址、生产批号、批准文号、注册商标、有效期、数量。

③ 有关特定储运标志及危险药品的包装标志。

④ 内包装应清洁、干燥、无破损，容器内有填充物的，填充物应充实。

（2）标签、说明书

药品包装上必须有标签，必须附药品说明书。

（3）质量检验报告单

药品必须附同批号药品的《质量检验报告单》，一般一个包装箱内都是同一批号的药品，但有时也可两个批号的药品混装。混装药品要提供所有混装批号药品的《质量检验报告单》。《质量检验报告单》由药品生产企业质量检验部门提供，并盖有质量检验部门的专用章。

（4）产品合格证

药品包括箱内要附有产品合格证。

（5）药品质量

药品质量检查主要以药品外观性状和颜色检查为主。每种药品都有固有的外观性状和颜色，大多数药品的质量变异可在外观上反映出来，外观性状和颜色异常，可视为不合格药品。要求药学人员应能掌握常用药品的外观性状。

（6）有效期

采购药品必须在有效期内，并预计在有效期内能够用完。

（三）合格药品入库

验收合格的药品转入合格区，办理入库，放到相应货位，按定位摆放。

（四）不合格药品处置

验收不合格药品不准入库。不合格药品包括劣药和假药。不合格药品转入不合格区或退货区。劣药退回供货单位，假药或疑似假药的，要扣留在不合格区，并立即通知当地药品监督管理部门处理，不得擅自退货。

（五）填写入库验收单

验收合格的药品，要及时填写《药品入库验收单》（见表 9-1、表 9-2）。

表 9-1　《药品入库验收单》样式举例 1

××医院药品入库验收单

年　月　日　　　№：

凭证号	品名	规格	单位	数量	批号	进货价		零售价		进销差价	加成率	生产厂家	供货单位
						单价	金额	单价	金额				
		合计											

采购人：　　验收人：　　　　　　　　一联　药库

表 9-2　《药品入库验收单》样式举例 2

××医院药品入库验收单

年　月　日　　№：

凭证号	品名	规格	单位	数量	批号	单价	金额	生产厂家	供货单位
	合　计								

采购人：　　　　验收人：　　　　一联　药库

《药品入库验收单》的填写要求如下。

(1) 编号的填写　《药品入库验收单》右上方编号"№：××"，一般由填写人编制，以年号的后 2 位＋顺序号编制，如№：06001，为 2006 年第 1 页。这种编号方法易于日后查找。也有直接印在《药品入库验收单》上，但这种编号方法不利于日后查找。因为仅从编号看不出是哪年的，时间长了不易查找。

(2) 必须连号　一本《药品入库验收单》必须连号，中间不得缺失，如果不慎填写错误，应在错误页上面写"作废"，仍保留在单据中，然后重新填写。

《药品入库验收单》一式二联，一联药库记账，二联报财务记账。

(3) 凭证号的填写　"凭证号"填写发票号。

(4) 进销差价的填写　进销差价＝零售价－进货价。

(5) 加成率的填写　加成率＝进销差价÷进货价。合计项中的加成率为平均加成率。

(6) 有关内容要与发票一致　品名、规格、单位、数量、单价（进货价）、金额（进货金额）要与发票一致。

(7) 签名　验收人、采购人分别在《药品入库验收单》相应处签名，以示负责。

(六) 记账

药库负责人凭《药品入库验收单》登记《药品明细账》（表 9-3）。计算机管理的操作程序如下。

表 9-3　《药品明细账》样式举例

药品明细账

品名：＿＿＿＿＿＿规格：＿＿＿＿＿＿单位：＿＿＿＿＿＿单价：＿＿＿＿＿＿　页

日 期	凭证号	收 入	支 出	结 存	备 注

① 打开电脑，按操作规程进入入库程序。

② 填写《药品明细账》。

按《药品入库验收单》顺序，将药品数据逐一输入电脑。一般只需按操作要求输入凭证号、数量、批号、供货单位即可，其他固定数据已存入电脑，各种表格将自动生成。

手工填写《药品明细账》的填写要求如下。

①“单价”填写零售价。

②“凭证号”项入库时填写《药品入库验收单》号，出库时填写《领药单》号。

③“备注”项填写供货单位或其他需要注明的事项。

二、药品的在库保管

药品保管技能包括药品的分类定位、账卡编制、药品养护三种技能。每种技能都有具体的操作要求。药库保管员要熟练掌握。

（一）药品的分类定位

药品验收入库后，为了便于养护和管理，应分类定位摆放。分类是指将药品按剂型、作用分成不同的类型。每一类型的药品贮存在一个区域。定位是指将每一种药品固定存放位置。分类定位的操作程序如下。

1. 按形态分大类

先将药品按形态大致分为针剂、片剂、水剂、粉剂四大类型。每一大类贮存在一个区域。以上四大类型并非完全是其本身的药物剂型，习惯上还包括相近剂型。这是一种习惯分类。

（1）针剂类　包括粉针、水针等。

（2）片剂类　包括丸剂、胶囊剂。

（3）水剂类　包括酊剂、溶液剂、糖浆剂、气雾剂、滴眼剂及油膏剂等。

（4）粉剂类　包括散剂、颗粒剂等。

2. 按作用或用途分小类

在形态分类的基础上，然后在各大类中再按药理作用或用途分成若干小类，如抗生素类、磺胺类、消化系统类、心血管系统类、解热镇痛类、止咳平喘类、镇静催眠类等。每一类型的药品贮存在一个区域。

3. 编号定位

给每种药品编号，固定位置。药品定位的注意事项如下。

① 怕热的药品尽量定位在阴面。

② 怕潮的药品尽量定位于楼上或上层货架。

③ 货位仓容量要适宜。做到既不浪费库内空间，又不会因一时药量增加而打乱定位。

（二）药品的账卡编制

药品的账卡编制就是根据药品在库内的分类定位和编号顺序，对每种药品分别制作一张《药品库存卡》（见表 9-4），建立一份《药品明细账》（见表 9-3）。药品出入库要及时登记账、卡。做到账、卡、物相符。

（1）制作《药品库存卡》　药品库存卡一般用硬纸印制。样式见表 9-4。

（2）建立库存明细账　对不同规格品种的药品建立一份药品明细账。药品出入库要及时、正确登记《药品明细账》。

表 9-4　药品库存卡样式举例

药品库存卡

药品库卡序号____________
货区类别____________　货位____________　排____________　号
剂型____________　品名____________　规格____________　单位____________

日期	摘要	收入	支出	现存	备注

（三）药品的养护

1. 药品的贮存要求

《中华人民共和国药典》在贮藏项下，对各种药品的贮存均分别规定了基本要求。如硝普钠要求遮光、密闭保存；乙型肝炎血源疫苗要求在2～10℃的暗处保存，严防冻结等等。各种贮存要求的含义如下。

（1）遮光　系指用不透光的容器包装。例如棕色容器或黑色包装材料包裹的无色透明、半透明容器。

（2）密闭　系指将容器密闭，以防止尘土或异物进入。

（3）密封　系指将容器密封，以防止风化、吸潮、挥发或异物进入。

（4）熔封或封严　系指将容器熔封或用适宜的材料严封，以防止空气或水分进入并防止污染。

（5）阴凉处　系指不超过20℃。

（6）凉暗处　系指避光并不超过20℃。

（7）冷处　系指2～10℃。

（8）常温　系指10～30℃。

每种药品都有贮藏养护和保管要求，药品保管人员要熟练掌握。药品［贮藏］项未规定贮存温度的一般系指常温。

2. 药库的种类

根据贮藏条件不同，将药库分为常温库、阴凉库、冷藏库、特殊药品库、危险品库5种。每种药库的要求及适宜贮藏的药品不同。

（1）常温药库的要求　温度：2～30℃；相对湿度：45%～75%。适合贮存对温度、湿度条件要求不高的普通药品。

（2）阴凉药库的要求　温度：2～20℃；相对湿度：45%～75%。适合贮存阴凉贮存的普通药品。

（3）冷藏库的要求　温度：2～10℃，适合贮存生物制品、血液制品等怕热的药品。医院一般用冰箱代替冷藏库。

（4）特殊药品仓库　储存毒、麻、精神药品。符合特殊药品管理有关规定。医院一般使用专用保险柜代替。

（5）危险品仓库　储存易燃、易爆、有毒、有害具有危险性药品。符合危险品管理有关规定。

3. 药库的分区和色标管理

根据药品贮存质量管理要求，将药库分为待验区、退货区、合格区和不合格区4个区域，并分别用不同的颜色标示。

（1）待验区　用黄色标示。用于存放刚入库、还未验收的药品。

（2）退货区　用黄色标示。用于存放需要退货的药品。

（3）合格区　用绿色标示。用于存放验收合格的药品。

（4）不合格区　用红色标示。用于存放验收不合格的药品。

另外，为便于管理，也可将合格区再分为整货区和零货区。

4. 药品的养护措施

（1）避光措施　有些药品对光敏感，如肾上腺素遇光易变为玫瑰红色而变质；维生素C遇光易变黄棕色等。因此，在保管过程中必须采取相应的避光措施。需避光贮藏的药品，药品生产厂家都用采用避光容器或避光材料包装。药库常用的避光措施有置阴暗处、悬挂避光窗帘。

（2）降温措施　药库温度过高，会使多种药品变质失效，特别是生物制品、疫苗血清制品等对温度的要求更严。药库常用的降温措施有通风降温、加冰降温、空调降温、冰箱贮藏等。对一些怕潮解对温度特别敏感的安瓿装药品，如生物制品、疫苗、菌苗等常置于冰箱贮存。

（3）保温措施　我国北方地区，冬季气温有时很低，这对一些怕冻药品的贮藏不利，应采取保温措施。常用的保温措施有暖气、空调等。

（4）降湿措施　在气候潮湿季节或阴雨季节，空气湿度较大，要采取降湿措施。库内相对湿度控制在75%以下为宜。药库常用的降湿措施如下。

① 通风降湿。通风降湿要注意室外空气的相对湿度，掌握好通风时机。应在天气晴朗、室外空气干燥时，打开门窗进行通风，以使库内潮气散发出去。

② 密封防潮。密封防潮是阻止室外空气中的潮气进入库内。一般在外界空气湿度较大时应关闭门窗。

③ 人工吸潮。当库内空气湿度过高，室外气候条件不适宜通风降湿时采取的一种降湿措施。一般常采用吸湿剂（如生石灰、氯化钙、钙镁吸湿剂、硅胶等）或使用降湿机。

（5）升湿措施　当库内湿度较低时，要取采取升湿措施提高库内湿度。药库常用的升湿措施如下。

① 地面洒水。

② 库内放置盛水容器，让水自然蒸发；亦可使用加湿器。

（6）防鼠措施。

（7）防火措施　药品包装大多是可燃物质，所以药库防火是一项非常重要的常规性工作。在库内四周适当位置按消防安全规定放置灭火器和消防用具，并定期检查，保证完好。要有防火标志或警示牌，建立严格的防火制度。

5. 药品的保管要点

（1）掌握药品的贮存要求。保管员应了解药品的理化性质、剂型特点、包装材料以及影响药品质量的各种因素。根据药品的贮存要求对药品进行妥善保管。

（2）掌握"先产先出、先进先出、易变先出、近期先出"的四先原则，尽可能使库存药品始终保持在较为新鲜的良好状态。有效期在6个月以内的药品要挂牌提示。

(3) 做到定期盘点与不定期检查结合，数量核对与质量检查结合。

(4) 库内保持清洁卫生，通道通畅，垛码井然有序，整齐美观。

(5) 特殊药品按照有关规定进行管理。

三、药品的出库验发

药品出库验发的操作程序为开票 → 备药 → 验发 → 签字 → 销账五个环节，每个环节都有具体的操作要求。

(一) 开票

根据领药部门的要求，开写领药单的过程称为开票。开票的操作内容及程序如下。

1. 开《领药单》

药库负责人（管账人员）接到领药部门的《药品申领单》后，要及时按《药品申领单》开写《领药单》，《领药单》一式三联，药库、财务、领药部门各一联，各自作为记账凭证。

2. 缺货登记

开票时，对缺货或库存不足的药品，同时做好缺货记录，记入《缺货记录》本，作为编制药品采购计划的备忘录。

3. 缺货通知

对缺货或库存不足的药品，要及时通知领药部门。

(二) 备药

根据《领药单》把已开出的药品从货位取出，放于发药区的过程称为备药。备药操作内容及程序如下。

① 按《领药单》备好药品，放于药库发药区。

② 通知领药部门。药品备好后要及时通知领药部门前来领药。

(三) 验发

验发即对已备好的药品按照《领药单》逐项核对检查、发货的过程。核对检查时，发药人与领药人一起进行，同时核查，保证准确无误。验发操作包括核查与发药两项工作。

1. 核查

核查的主要内容如下。

(1) 品名、规格、数量是否相符。

(2) 是否符合“四先”原则，即先产先发、先进先发、易变先发、近期先发的原则。

(3) 有无质量可疑药品，破损、过期失效药品。

2. 发货

药库保管人员将核查无误的药品逐一发给领药人。

(四) 签字

发药人与领药人在《领药单》上相应处签字，以示负责。

(五) 销账

将已开出的药品数量从明细账中减去的过程称为销账。药品开出后，药库保管人员要根据《领药单》及时登记《药品库存卡》、药库负责人要根据《领药单》及时登记《药品明细账》进行销账。

1. 登记库存卡

药品发出后，药库保管员要根据《领药单》整理《药品库存卡》，从原库存数中减去发出数，重新登记新的库存数。同时核对卡上库存数量与实物数量是否相符。做到卡、物相符。

2. 登记《药品明细账》

药品发出后，药库管账人员（一般是负责人）要根据《领药单》按规则登记《药品明细账》，及时销账。做到账物相符。

药库要定期盘点，做到账、卡、物相符。

思考题

1. 西药仓库有哪几类？各类仓库的主要用途是什么？
2. 药品入库验收的内容有哪些？
3. 药品在库如何摆放？
4. 如何编制药品账卡？
5. 如何登记药品明细账？
6. 药品的养护措施有哪些？
7. 阴凉处、凉暗处、冷处的含义是什么？

第十单元 医院中药库的管理技能

【课程描述】

本单元是为医院中药库管理而开发的专业单元。本单元包括中药的入库验收、中药的在库保管和中药的出库验发3个能力要素。实施依据为《中华人民共和国药品管理法》和《药品经营质量管理规范》。

【学习要点】

中药入库必须经过验收，中药入库验收的程序为准备、验收、合格药品入库、不合格药品处置、填写入库验收单、记账六个环节。不合格药品不得入库。中药保管技能包括药品的分类定位、账卡编制、药品养护三种技能。中药出库验发的程序为开票、备药、验发、签字、销账五个环节。每个环节都有具体的操作要求。

一、中药的入库验收

医院采购的药品入库时必须经过验收，药品的入库验收是保证药品质量的重要环节。药品入库验收的操作程序为：准备 → 验收 → 合格药品入库 → 不合格药品处置 →填写入库验收单 → 记账六个环节，每个环节都有具体的操作要求，按顺序进行。不合格药品不得入库。

中药的入库验收与一般药品的入库验收基本相同，其中除中药验收环节的质量检查内容不同外，其他环节内容参见第九单元—药品的入库验收内容。

中药入库验收操作程序中验收环节的质量检查主要内容如下。

（1）包装检查　中药材及中药饮片应有包装，并附有质量合格的标志。每件包装上，中药材标明品名、产地、供货单位；中药饮片标明品名、生产企业、生产日期。实施文号管理的中药材和中药饮片，在包装上还应标明批准文号。

（2）鉴别真伪　中药材或中药饮片常有伪品出现，因此，中药材或中药饮片入库必须鉴别真伪。医院药库常用的鉴别方法主要是外观性状鉴定，即用眼看、手摸、鼻闻、口尝、入水、火烧等十分简便的鉴定方法来检查药材的外观性状，鉴别其真伪，具有简单、易行、快速的特点。要求验收人员必须具有中药鉴定能力。必要时，可采用显微鉴定和理化鉴定技术进行真伪鉴定。伪品就是假药，不能入库。

（3）鉴别优劣　主要检查中药材或中药饮片有无霉变、虫蛀、泛油、变色、风化、气味散失、杂质污染。另外，《中华人民共和国药典》一部中药材［检查］项下的杂质、水分、总灰分、酸不溶性灰分，以及［浸出物］、［含量测定］等项检查，均为检查药材优劣的有效方法。如［检查］项中有一项不合格，均为不合格药材，不合格药材不能入库。送入不合格区或退货区。

中药材有等级规格之分，验收时应注意药材的等级规格是否与合同要求相符。不得以次充好。

二、中药的在库保管

药品保管技能包括中药的分类定位、账卡编制、中药养护3种技能。每种技能都有具体的操作要求。药库保管员要熟练掌握。

（一）中药的分类定位

中药验收入库后，为了便于养护和管理，应按一定规则分类定位贮藏。分类是指将中药按一定的规则分成不同的类型。每一类型的中药贮存在一个区域。定位是指将每一种药品按一定规则固定存放位置。常用的分类方法如下。

1. 按药用部位分类贮藏

按药用部位一般可将药材分为以下类型。

（1）根及根茎类　如桔梗、白芍、黄连、黄芩、半夏、百合等。

（2）果实种子类　如山楂、枳壳、桃仁、杏仁、陈皮等。

（3）皮类　如杜仲、黄柏、牡丹皮、秦皮等。

（4）藤木类　如苏木、钩藤、木通等。

（5）全草类　如麻黄、金钱草等。

（6）叶类　如枇杷叶、艾叶、番泻叶等

（7）花类　如红花、菊花、金银花等。

（8）动物类　如地龙、蝉蜕、白花蛇、牡蛎等。

（9）矿物类　芒硝、石膏、龙骨等。

（10）树脂类　如乳香、没药等。

（11）其他类　凡以上各类不能归纳的中药均归属其他类。

2. 根据药材的特性分类贮藏

（1）毒性中药与非毒性中药分开　毒性中药按有关规定贮存保管。

（2）芳香性中药与非芳香性中药分开　芳香性中药含有挥发油，如薄荷、丁香等，应当与没有香味的中药分开贮藏。因为它们的香气可能会影响相近没有香味的中药上，应分开贮藏。

3. 编号定位

参见第九单元二、（一）3. 编号定位内容。

（二）药品的账卡编制

参见第九单元二、（二）药品的账卡编制内容。

（三）中药养护

1. 中药的贮存要求

《中华人民共和国药典》在药品标准的贮藏项下，对各种药品的贮存均分别规定了基本要求。它是中药保管的重要依据，中药的保管方法必须符合其贮藏要求。

2. 中药的养护措施

中药的养护技术性很强，药材在贮藏中有的极易出现虫蛀、霉变、泛油、变色等变质现象，中药的在库养护是保证药材质量的重要措施。常用的养护措施如下。

(1) 降湿措施

在气候潮湿季节或阴雨季节，空气湿度较大，要采取降湿措施。中药库内相对湿度控制在65%～75%为宜。保持中药不受潮霉变。药库常用的降湿措施如下。

① 通风降湿。

② 密封防潮。

③ 人工吸潮。

(2) 防鼠措施

多数中药富含营养，易遭鼠害。鼠类能对中药造成较大的污染和损失。所以中药库的鼠害防治是非常重要的工作，必须常年采取必要的防鼠灭鼠措施。

(3) 防火措施

干燥的植物药材和某些矿物药材，如硫黄，遇火极易燃烧，所以，药库防火是一项非常重要的常规性工作。在库内四周适当位置按消防安全规定放置灭火器和消防用具，并定期检查，保证完好。要有防火标志或警示牌，建立严格的防火制度。严禁烟火入库，确保安全。

(4) 防虫措施

为了保证药材不受虫害侵袭，必须采取有效的防虫措施。中药材仓库要定期杀虫，干净彻底地消灭一切害虫。用于药材杀虫剂应满足以下条件：挥发性强，能在常温下挥发，杀虫后能很快散失，而不会较长时间留在药材上；不影响药材品质，不影响药材的颜色，不影响药材中的化学成分；不易燃烧；对人的毒性小。

3. 经验贮藏

(1) 对抗贮藏　如泽泻与丹皮分别贮藏时，泽泻易虫蛀，丹皮易变色，若放地一起，泽泻不易虫蛀，丹皮也不褪色；花椒、细辛与具有腥味的动物类中药放在一起贮藏，可防止动物类药虫蛀。又如三七内放樟脑，土鳖虫内放大蒜头，当归、栝楼内放酒等，也都不易生虫。

(2) 谷糠贮藏　对胶类药材和某些根类药材效果较好。胶类药材遇热、遇潮易软化，放在干燥寒冷处易脆易碎，较难保管，可用谷糠、干沙等进行埋藏、密封。

(3) 冷处贮藏　适用于易溶化的中药，如芦荟、乳香、没药等；受热易膨胀而流失的中药，如苏合香、蜂蜜；一般盐制品，如全蝎、盐附子等，适合用冷藏法保管，温度保持在5℃左右即可。

(4) 喷酒贮藏　将装有酒精棉球或酒精的小口瓶敞口放于盛放中药的密闭容器中，利用酒蒸气可防虫、防霉。适用于易霉变的药材，效果良好。

(5) 密闭贮藏　适用于易挥发的药材，如麝香、牛黄、冰片、樟脑等。

(6) 不能密闭贮藏　有些药材如果密闭贮藏，更易霉变或气味散失更快，如花椒、僵蚕等。这类药材不能密闭贮藏。

4. 中药的保管要点

(1) 防霉。主要应严格控制中药本身的水分和药库的温度、湿度，使真菌不易生长繁殖。易发霉的中药应放于阴凉干燥通风处，必要时采取降湿措施，使药材经常保持干燥，以防止霉变。

(2) 防虫。中药仓库应定期进行杀虫处理，杜绝虫害发生。

(3) 库内保持清洁卫生，通道通畅，井然有序，整齐美观。

(4) 吸湿性中药应注意干燥方法。吸湿性中药含有较多黏液质，容易吸湿发霉、走油变质，如麦冬、天门冬、生地黄、党参、枸杞子、怀牛膝等。要保持干燥，又要保持药材的油润性，要特别注意药材的干燥方法。一般宜置阴凉通风处干燥，可在干燥后贮于密闭容器中，或埋入干燥的谷壳中。避免烈日下暴晒，不宜放在石灰缸内，否则药材易干枯变质。

(5) 营养性中药应注意虫蛀。营养性中药富含淀粉、糖、蛋白质、脂肪等营养成分，如党参、贝母、白芷、瓜蒌、杏仁等最易虫蛀，贮藏时应注意防虫。

(6) 特殊药品按照有关规定进行管理。

三、中药的出库验发

药品出库验发的操作程序为开票 → 备药 → 验发 → 签字 → 销账 5 个环节，每个环节都有具体的操作要求。

中药的出库验发与一般药品的出库验发基本相同，除验发核查内容略有不同外，其他环节操作要求参见第九单元三、药品的出库验发相关内容。

中药出库验发中验发环节的核查主要包括以下内容。

① 品名、规格、数量是否相符。

② 所备中药是否有虫蛀、霉变等变质情况，不合格中药不准出库。

思考题

1. 中药入库验收的程序有哪些?
2. 中药在库保管有哪些技能?
3. 中药出库验发的程序有哪些?

第十一单元　开办药店技能

【课程描述】

本单元是为开办药店而开发的专业技术项目。实施依据为《中华人民共和国药品管理法》、《中华人民共和国药品管理法实施条例》、《药品经营许可证管理办法》、《药品经营质量管理规范》、《零售药店设置暂行规定》等法律、法规。

【学习要点】

开办药店的要求和程序。开办药店必须要做社会调研与论证，进行可行性分析。开办药店，要到药品监督管理部门申请办理《药品经营许可证》，再到工商管理部门办理《工商营业执照》，开业经营30天内申请GSP认证。

开办药店的程序主要为：社会调研与论证→投资预算→选址选房→企业名称预先核准→开设临时账户→招聘培训人员→申办药品经营许可证→申办工商营业执照→开设银行基本账户→办理税务登记→办理消防安全证→开业→GSP认证→办理卫生许可证14个环节。每个环节都有具体的要求。

一、社会调研与论证

随着我国医疗改革的深入发展，人们已逐步形成了“大病去医院，小病去药店”的理念，投资办药店将会收到良好的经济效益和社会效益。但是，随着药店的不断增多，市场竞争日益激烈，也存在着一定的经营风险。所以，开办药店前，投资者首先要对期望目标、经营能力、投资能力、客观环境、行业前景、市场竞争等影响获益的因素进行充分的调研和可行性论证。

投资者对开办药店项目要在充分调研的基础上进行可行性分析，写出《开办药店可行性分析报告》（或《开办药店计划书》），通过写可行性分析报告的过程，投资者可对开办药店项目及相关事宜，进一步进行认真细致的思考，做出正确决策，避免盲目行事，投资失误。《开办药店可行性分析报告》的核心内容应包括行业前景分析（市场分析）、店址选择、经营规模、投资预算、经营能力分析、营销方案、效益预测、风险分析及风险防控、结论9个基本要素。通过可行性分析与论证，最终决定是否实施。

二、投资预算

1. 投资能力预算评估

投资能力预算是指投资资金的来源和数量的预算。资金来源可以是独资的也可以是合资经营的。若是合资经营，就要对出资者的权力、责任、义务或分红等进行约定，并签订协药。在进行投资预算时，要根据资金状况考虑开办药店的规模。

2. 投资支出预算

投资的主要支出包括下列项目。

(1) 营业房与库房　营业房与药库店主可以自建也可以租赁，如果自建，要考虑建房的成本。若是租赁，要考虑不同地段所需费用高低。

(2) 店面装修　店面装修的高档、中档、低档，购买装修材料价位及施工费用高低的计算。

(3) 配套设施　配置与经营相适应的货架、橱柜、桌子、椅子等费用。

(4) 必备设备　安装调温湿、通风和冷藏等设备，如空调、冰箱、排风扇、干湿温度计、窗帘、灭鼠器、电脑、计量器具等所需的费用。

(5) 牌匾、照明灯具与广告　药店的招牌与牌匾及室内用标牌的费用。制作店堂照明灯箱，室内的照明灯具。室内药品广告、宣传资料等的费用。

(6) 周转金　首批采购药品、器械及相关商品的费用。

(7) 培训、体检等费用　药店从业人员的培训、体检所需要的费用以及制作表格和记录等印刷费用。

此外，还有施工过程中消耗的水、电等费用及管理费，工作人员的工作服、开业前的广告宣传费用及其他费用。

三、选址选房

1. 选择店址

药店所处的地理位置，在很大程度上决定日后的经营和效益。俗话说一步金，一步银，因此必须认真选好店址。

(1) 选择店址要考虑的因素

① 选择客流量大的地段或居民生活小区。

② 选择大型医院附近，以争取就医患者前来购药。

③ 选择周围没有药店或者药店较少的地方。

④ 选择周围老年人群比例较大、对医疗保健需求较强的地方。

⑤ 选择药店周围人们经济收入较高的社区或较大的自然村。

⑥ 周围环境应该清洁卫生、无污染，交通便捷。

(2) “店中店”地址的选择　这里所说的“店中店”是指在一些大型超市或者大型商场里开设的药店。这类药店的特点是依托城市大型商业网点的客源、信誉与知名度，便于工作的迅速开展。缺点是这些商场里场地租金的价位要高，所以选择“店中店”地址时要综合考虑。

(3) 大型、中型药店地址的选择　大型、中型药店，多选择城市繁华的商业区，位于大型超市、商场附近，在一些远离市区的大型住宅小区也可以开办。此类药店经营中药、西药和中草药等应尽量齐全，还可以兼营保健食品、化妆品等。

(4) 小型药店地址的选择　在学校、车站、码头、居民区、大型企业、中型企业周围等，可以考虑开办中型、小规模的药店，经营常用西药、中成药等。

(5) 城镇药店地址的选择　这类药店主要指开设于县、镇（乡）一级的药店，这类药店主要以乡镇所在地的居民及一些企业、事业单位的职工为服务对象，多以中型、小型药店为主。经营中西成品为主，也可以经营保健食品、化妆品等。

(6) 乡村药店地址的选择　这类药店主要指开设于村一级的药店，多以小型为主。其主要服务对象是乡村的农业人口，由于这部分人群远离城市，医疗条件比较差，有的地方甚至缺医少药。这类药店应该以经营中西药品为主，有条件的可兼营中药饮片。为农村的农民群众服务，提供防病治病的药品，对改变农村缺医少药的状况，具有重要意义，应该大力提倡和扶持。

2. 选房

(1) 选房要考虑的因素

① 选房应符合药品监督管理部门对开办药店的要求。

② 选房要考虑租金和改造费用对药品销售成本的影响。

③ 选房在筹建申请时，应先与房屋所有权人签租赁意向书，在药品监督管理部门发给《受理通知书》后再签正式房屋租赁合同。

④ 一般应为平房或一楼，在超市或其他商业企业内设立药店的，必须具有独立的区域。

⑤ 一般应为同一平面，无间隔。高度应大于2.5m，如为多层的其底层（地面以上）应符合以上要求

(2) 药店经营场所的面积（使用面积） 根据经营规模及经营范围确定经营场所的大小，应不低于以下标准。

① 设在城区（含县城）的药品零售企业（含连锁门店），其经营场所不少于100m^2。

② 设在乡镇的药品零售企业（含连锁门店），其经营场所不少于40m^2。

③ 设在行政村的药品零售企业（含连锁门店），其经营场所不少于20m^2。

④ 经营乙类非处方药的药品零售企业（含连锁门店），其经营场所须与经营规模相适应。

⑤ 药品零售（连锁）企业的营业场所应与其经营规模相适应，不得小于100m^2。

⑥ 在超市等其他经营场所设置药品零售企业或连锁门店的，应具有独立的区域，其面积应符合上述要求。

⑦ 经营中药饮片则再加20m^2。

(3) 药店仓库的要求

① 能满足药品及时补供的药品零售企业和零售（连锁）企业可不设仓库，但药品应全部上架陈列，同时经营场所应设有退货区、不合格区，并有明显标识。

② 药品零售企业需要设置仓库的，应与其经营规模相适应，并符合药品储存、保管要求，一般20～30m^2。

③ 药品零售（连锁）企业需要设置仓库的，仓库实际使用面积应不少于1000m^2，除中央空调、重型货架、全自动叉车、冷库面积、托盘数量不做硬性要求外，其他条件应参照药品批发企业的有关规定执行。

(4) 营业场所的环境 营业场所环境总的要求应宽敞、整洁、优雅，布局合理、整齐。营业、办公、库房等场所应分开或隔离，并注意相互协调，便于工作联系。

四、企业名称预先核准

企业应有企业名称，企业名称必须经工商行政管理机关核准。开办企业应先到工商行政管理机关办理企业名称预先核准。

1. 领取《企业（公司）名称预先核准申请书》

承办人（或委托人）带身份证，到当地工商行政管理机关领取《企业（公司）名称预先核准申请书》（共4页，见附录1）。

2. 填写《企业（公司）名称预先核准申请书》

承办人（或委托人）填写《企业（公司）名称预先核准申请书》前，要认真阅读《企业（公司）名称预先核准申请书》中全部内容，按要求认真填写《企业（公司）名称预先核准申请书》。企业名称不得与其他企业重名，不得侵犯社会和他人的合法权益。因此，可事先多起几个名称备选。

3. 报送《企业（公司）名称预先核准申请书》

将填写好的《企业（公司）名称预先核准申请书》报送当地工商行政管理机关。

4. 审核

工商行政管理机关接到报送的《企业（公司）名称预先核准申请书》后，当即进行企业名称审查，如有重名，应重新起名（可现场改名）。

5. 领取核名、核准通知书

工商行政管理机关通过审核同意立项后，发给核名、核准通知书。

五、开设临时账户

凭工商行政管理机关核发的“核名、核准通知书”，到银行开设临时账户，以便注入资金，开始下一步的工作。如果是个体工商户，开办小药店，也可不开设临时账户。根据需要而定。

六、招聘培训人员

药品是用于预防、治疗、诊断疾病的物质，其固有属性决定了药品经营有其固有特性，它直接关系人们的身心健康，所以对于从业人员的素质要求比较高。国家食品药品监督管理部门规定，开办药品经营企业必须具有依法经过资格认定的药学技术人员。根据药店经营规模的大小，配备执业药师、从业药师或者药师（含中药师）以上职称的药学技术人员；具有与所经营药品相适应的质量管理机构或者人员；具备能够满足当地消费者需要的药品，并能保证 24 小时供应；药店从事药品采购、验收、保管、经营等人员均需经过专业培训，并经地、市级（含）以上药品监督管理部门考试合格，持证上岗。可根据开办药店轻重缓急的需要，按顺序招聘培训相关人员。

药店从业人员的基本构成如下。

1. 法人代表

全权负责药店一切经营等活动。

2. 企业负责人

全面负责药店经营管理工作，可以是药店的法定代表人，也可以是药店负责人，应具有一定文化程度或专业技术职称，熟悉国家有关药品管理的法律、法规、规章，对所经营的药品、及其他商品质量负全部责任。

企业法定代表人或者企业负责人应具备执业药师资格。

3. 执业药师（或执业中药师）、**药师**（或中药师）

药品零售企业应配备执业药师（或执业中药师），负责处方的审核，指导合理用药。

4. 其他人员

质量管理、验收、采购人员应当具有药学或者医学、生物、化学等相关专业学历或者具有药学专业技术职称。从事中药饮片质量管理、验收、采购人员应当具有中药学中专以上学历或者具有中药学专业初级以上专业技术职称。

营业员应当具有高中以上文化程度或者符合省级药品监督管理部门规定的条件，中药饮片调剂人员应当具有中药学中专以上学历或者具备中药调剂员资格。

各岗位人员应当接受相关法律法规及药品专业知识与技能的岗前培训和继续培训。

七、申办药品经营许可证

根据《中华人民共和国药品管理法》规定：开办药品零售企业，须经企业所在地县级以上地方药品监督管理部门批准并发给《药品经营许可证》，凭《药品经营许可证》到工商行政管理部门办理登记注册。无《药品经营许可证》的，不得经营药品。

以上工作完成后，到食品药品监督管理局（SFDA）申请办理《药品经营许可证》。

1. 申办《药品经营许可证》需准备的资料

(1) 工商行政管理机关核发的“核名、核准通知书”。

(2) 申办药店的书面申请书。

(3) 药品质量管理制度　企业应根据有关法规，结合企业实际及经营范围，制定本企业的药品质量管理制度，主要包括以下内容。

① 有关业务和管理岗位的质量责任。

② 药品购进、验收、储存、养护、陈列等环节的管理规定。

③ 首营企业和首营品种质量审核的规定。

④ 药品销售及处方管理的规定。

⑤ 拆零药品管理规定。

⑥ 特殊管理药品的购进、储存、保管和销售的规定。

⑦ 质量事故的处理和报告的规定。

⑧ 质量信息的管理规定。

⑨ 服务质量的管理规定。

⑩ 药品不良反应报告的规定。

⑪ 卫生和人员健康状况的管理规定。

⑫ 经营中药饮片的，应有中药饮片购、销、存管理的规定。

(4) 药品质量管理档案

① 员工健康检查档案。

② 员工培训档案。

③ 设施和设备及定期检查、维修、保养档案。

④ 计量器具管理档案。

⑤ 近效期药品催销表。

⑥ 药品不良反应报告表。

(5)《药品经营许可证申请审查表》　《药品经营许可证申请审查表》到所在地县级以上食品药品监督管理局领取，按要求认真填写。内容包括拟办企业名称、申请人、填报日期、受理部门、受理日期等。

(6)《企业基本情况（零售）表》　《企业基本情况（零售）表》到所在地县级以上食品药品监督管理局领取，按要求认真填写（见表11-1）。

(7) 房屋使用权证明　凭拟开办药店所在地的街道或者村民委员会出具的证明、租赁或者自有房屋的房产证以及工商行政管理局出具的“核名、核准通知书”，到房管局开具房屋使用权证明。

(8) 财务审计证明　带着工商行政管理局的“核名、核准通知书”和已注入相应资金的银行临时账户，到会计事务所进行财务审计。由会计事务所出具财务审计证明。

个体工商户开办的小药店，可不办理财务审计。

(9) 公司章程　一般大公司需要起草一份公司章程，内容主要包括投资人的相互约定等。个体工商户开办的小药店，可不需要此项。

2. 审核

地、市、自治州食品药品监督管理局工作人员受省级食品药品监督管理局委托，对报送的资料进行审核，3个工作日内，药品监督管理部门告知申办药店初审意见。同意开办的，将派工作人员到拟开办药店的现场进行考察，2个工作日内，药品监督管理部门决定是否发证，验收合格的，发给《药品经营许可证》。

药店《药品经营许可证》的审核验收程序如图 11-1 所示。

表 11-1　企业基本情况（零售）表

<table>
<tr><td colspan="2">企业名称</td><td colspan="7"></td></tr>
<tr><td colspan="2">注册地址</td><td colspan="7"></td></tr>
<tr><td colspan="2">经营范围</td><td colspan="4"></td><td>经营方式</td><td colspan="2"></td></tr>
<tr><td colspan="2">仓库地址</td><td colspan="7"></td></tr>
<tr><td colspan="2" rowspan="2">法定代表人</td><td rowspan="2"></td><td rowspan="2">学历</td><td colspan="2" rowspan="2"></td><td>技术职称</td><td colspan="2"></td></tr>
<tr><td>身份证号</td><td colspan="2"></td></tr>
<tr><td colspan="2" rowspan="2">企业负责人</td><td rowspan="2"></td><td rowspan="2">学历</td><td colspan="2" rowspan="2"></td><td>技术职称</td><td colspan="2"></td></tr>
<tr><td>身份证号</td><td colspan="2"></td></tr>
<tr><td colspan="2" rowspan="2">质量负责人</td><td rowspan="2"></td><td rowspan="2">学历</td><td colspan="2" rowspan="2"></td><td>技术职称</td><td colspan="2"></td></tr>
<tr><td>身份证号</td><td colspan="2"></td></tr>
<tr><td colspan="2">联系人</td><td></td><td>电话</td><td colspan="2"></td><td>邮政编码</td><td colspan="2"></td></tr>
<tr><td rowspan="3">人员情况</td><td rowspan="2">职工总数</td><td rowspan="2">从事质量管理、验收、养护人员总数</td><td colspan="6">药学技术人员数</td></tr>
<tr><td>执业药师</td><td>主任药师</td><td>副主任药师</td><td>主管药师</td><td>药师药士</td><td>其他</td></tr>
<tr><td></td><td></td><td></td><td></td><td></td><td></td><td></td><td></td></tr>
<tr><td rowspan="6">设施设备</td><td colspan="2">门店、仓储设施设备</td><td colspan="3">验收养护仪器设备</td><td colspan="3">计算机(台)</td></tr>
<tr><td colspan="2"></td><td colspan="3"></td><td colspan="3">配备总量</td></tr>
<tr><td colspan="2"></td><td colspan="3"></td><td colspan="3">购进记录用</td></tr>
<tr><td colspan="2"></td><td colspan="3"></td><td colspan="3">入库验收用</td></tr>
<tr><td colspan="2"></td><td colspan="3"></td><td colspan="3">销售记录用</td></tr>
<tr><td colspan="2">营业面积：</td><td colspan="3"></td><td colspan="3">出库复核用</td></tr>
</table>

注：填报说明

1. 申办人完成企业筹建工作后，填写封面和表，报受理审查的药品监督管理机构。

2. 内容填写应准确、完整，不得涂改。

3. 报送申请书及其他申报材料时，按有关栏目填写执业药师或专业技术职称和学历的情况，应附有执业药师注册证书或专业技术职称证书和学历证书的复印件。

4. 申请书以及其他申报资料，应统一使用 A4 纸，标明目录及页码并装订成册。同时提供企业法定代表人、企业负责人、质量负责人的学历、执业资格或职称证明原件、复印件以及个人简历和体检表、质量负责人聘用合同复印件；拟设营业场所、仓储设施、设备情况（目录）；营业场所、仓库平面布局图。

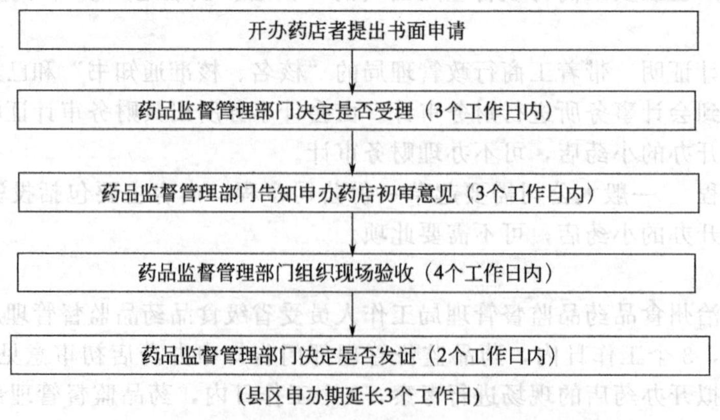

图 11-1　药店《药品经营许可证》的审核验收程序

3. 药店换发《药品经营许可证》的程序

《药品经营企业许可证》实行有效期限管理制度。《药品管理法实施办法》规定：《药品经营企业许可证》的有效期为5年，期满后仍经营药品的，持证单位应当在期满前6个月重新申请，重新申请的程序与第一次申请程序相同。

药品零售企业换发《药品经营企业许可证》时须重新填写申请表、审查表，并对照换发《药品经营企业许可证》（零售）验收标准进行自查，写出自查报告，上报原发证机关。对达不到验收发证标准的单位，按《药品管理法》规定，责令其停止营业，并限期整顿，经整顿达标的单位可再次申请换发许可证。对反复检查验收仍达不到标准的，不予换证。

八、申办工商营业执照

1. 申办营业执照的必备资料

① 工商行政管理局“核名、核准通知书”。

② 药监局发给的《药品经营许可证》。

③ 房管局出具的房屋使用权证明。

④ 会计事务所出具的财务审计证明。

⑤ 公司章程。

2. 申办营业执照

将申办营业执照的必备资料报送工商行政管理局，由工商行政管理局审核后，符合条件的，发给营业执照。有了营业执照，药店就可以从事药品经营、刻制相关公章等活动。

九、开设银行基本账户

凭营业执照向银行及当地城市农村信用合作社的营业机构申请开立基本账户，以便今后办理转账、结算、存款、取现等。

1. 开户程序

① 选择距离药店较近的银行机构，申请开立账户。

② 向银行提出开户申请，提交营业执照原件、本人身份证及财务印鉴，法人代表印鉴，经批准应在账户上预先存款按相关规定办理。

③ 及时向银行申领现金和转账支票。

2. 开户数量

按规定个体户只能开设一个银行账户，亦可以多开账户备用，但以第一家开立账户作为“基本账户”。一般规定只有“基本账户”才可以获得贷款。

3. 注意事项

① 妥善保管好自己的印鉴。

② 现金支票的填写。正确填写开户行账号，填写取款时间，填写用款单位名称（全称），填写金额（大小写要规范），正确盖印鉴，须与留存银行的印鉴相符。一定要用蓝、黑墨水书写，不能涂改，因为涂改后支票无效。如支票开出余额超过账户存款，银行会拒付。

③ 印鉴齐全的支票一旦遗失，应立即向银行挂失，避免造成经济损失。

十、办理税务登记

1. 办理税务登记的程序

① 提交税务登记申请，填写《税务登记表》。

② 提供有关证件资料，主要包括提供工商局发给的《营业执照》、银行开户账户证明

(没有开设银行账户的小药店不需此证明)、法定代表人的居民身份证以及税务机关要求提供的其他有关证件或资料。

③ 税务机关审核，整个审核过程一般应在30日以内完毕，审核合格后，发给税务登记证件。

2. 使用管理账簿、凭证应遵守的有关规定

① 必须自领取营业执照之日起15日内，设置账簿，最少应设总账和日记账，账簿应该采用订本式。规模小的药店，报经批准可不设账簿，但应当按照税务机关的规定，建立收支凭证粘贴簿和进销货登记簿。账簿和凭证不得伪造或者擅自销毁。

② 纳税人自领取税务登记证件之日起15日内，将财务、会计制度报送主管税务机关备案。

③ 购买发票及基本联次。提出购买发票申请，提供相关资料。发票的基本联次分三联，第一联为存根联，开票方留存备查；第二联为发票联，收执方作为付款或收款原始凭证；第三联为记账联，开票方作为记账原始凭证。

3. 开具发票应注意的事项

① 必须在发生经营业务，有营业收入时才能开具发票。

② 未发生经营业务一律不准开具发票。

③ 开具发票应按照规定的时限、号码顺序填写，填写项目要齐全，内容真实，字迹清楚，全部联次一次复写、打印，内容完全一致，并在发票联加盖单位财务印章或发票专用章。

④ 不得转借、转让、代开发票，不得拆本使用发票，不得自行扩大发票的使用范围。

十一、办理消防安全证

开办药店应符合消防安全的有关规定，积极做好消防安全工作，准备完成后，主动到消防安全部门申请消防安全检查验收，验收合格的发给《消防安全合格证》。消防安全验收不合格的要限期整改，没有《消防安全合格证》，不得营业。

十二、开业

以上手续完成后，即可试营业。开业前要做好以下准备工作。

1. 店面装修

顾客进入药店，首先映入眼帘的是店面装饰。宜人清新的装饰，能吸引顾客并留下美好的第一印象。目前，许多药店都把店面的装饰作为体现药店参与市场竞争的一种策略。

同时，药店的装修也能够体现企业的文化和经营者的素养。在装修前，经营者应先将装修的要求，诸如企业形象、店面的整体布局、装修风格绘制出草图。然后请专业设计人员进行整体规划、设计，最好请不同的装修公司绘制出各自的效果图，然后挑选使用。装修设计乃至施工也可通过公开招标进行，更能够选出好的设计、施工单位。根据药店的不同定位，整体效果有的药店可以素、冷为佳，显得沉稳；有的药店也可以装饰得富丽、豪华而张扬，显得时尚。

药店内部布局要合理、和谐、实用，分配好各个功能区域。并配备通风、照明和调温等设施，安排好摆放药品的货架、橱柜、桌子、椅子等。这些设备和设施的摆设要符合要求。药店店面应做到整洁、明亮、优雅，使顾客置身于温馨、宽松、休闲的购药环境之中。

(1) 店外装饰　药店门窗及墙面要整洁、干净。大门可以采用透明的玻璃门，便于吸引顾客。现在许多药店门头多采用电脑设计的彩色图案、艺术字体，画面宏大，极具吸引力、感染力和宣传效果，具有强烈的时代感。灯光可以采用霓虹灯，用多种色彩的日光灯，增加景色和感染力，亦可节能省电。

有的药店也可以采用传统型装饰，请名家题字，做铜字招牌，以扩大影响，悬挂绿十字的药店标识，以显示药店沉稳、传统的文化内涵，同样能够吸引顾客。

(2) 店内装饰

① 门窗：门窗应当明亮、透光，邻街的玻璃窗可粘贴简洁醒目的装饰品，应适度为宜，以免影响透明度。大门要求透明、整洁为好。

② 地面：可选择木地板、大理石、水磨石、瓷砖、花岗岩等材料，一般地面大都选用经济耐用的瓷砖。瓷砖色调应淡雅，一般采用 600mm×600mm、1000mm×1000mm 黄白色的瓷砖较为理想。但是瓷砖地面潮湿时比较滑，要防止顾客滑倒摔伤。同时还应注意地面与墙面的整体性协调一致。瓷砖变形、吸污、松皮等是常见的问题，究其原因，一是产品本身存在质量问题，二是施工质量差。所以，选购瓷砖时，要注意产品质量优劣；施工时，要注意选用高素质的施工队伍和人员，并要遵守产品使用说明，避免野蛮施工。采用复合木地板装修，更显得环境幽雅、舒适，价格也比较合适，但是维护较困难。水磨石地面经济实惠，易于清洁，又可以选用，尤其适合农村地区使用。

③ 墙面：墙面装饰应以白色为主，可采用水性涂料如白色乳胶漆粉刷。优点是墙面洁白美观，价格低廉，有了污垢也易于清洗。有的药店也可以采用高档墙纸装饰，更显现豪华，悬挂名人字画或者油画。中药配方附近的墙面可用中药“十八反”、“十九畏”歌诀制作成书法饰品，装饰与实用浑然一体。承重厅柱、墙壁等处也可做一些玻璃镜片，既有装饰作用，又方便顾客使用。

④ 天花板：多采用木龙骨、塑料板吊顶，周边用木线饰边，这样吊顶简洁实用为，塑料质轻而薄，应当选择色彩浅淡的，使之与地面、墙体相呼应，适合于药店的风格。还可做一些图案生动的木质雕刻艺术品，镶嵌在天花板上，便于观瞻。

⑤ 室内照明：首先要注意不能采用彩色的灯光。室内灯光设计要能够满足药店经营对照明的需求。明亮的灯光能够提升装饰的整体效果。营业厅内宜采用较为明亮节能型日光灯，而不要用高耗能的白炽灯，这样不仅节约费用，而且也是建设节约型社会的需要。

⑥ 店内广告：做广告要注意符合有关药品广告宣传的法律法规，不能做一些虚假的宣传，误导消费者。在适当位置可放置制作精致的宣传画广告或灯箱广告或者放置厂家的药品模型等。

2. 柜台

柜台是药品陈列和销售人员的工作场所，主要由前面的饰柜柜台、后面的货柜和两者中间构成售药人员的走道三部分组成。根据药店经营的规模及范围，营业场所的柜台可分为西药柜组、中成药柜组、保健食品柜组、医疗器械柜组等。各销售柜组要有醒目的标志，各柜组摆放商品的货架、柜台要与所经营的品种相适应，如西药、中成药、保健品可陈列、摆放在货柜上及玻璃柜台内。非处方药可以开架摆放，让消费者自选。中药饮片应放入药斗橱的药斗内。

柜台一般为台式铝合金玻璃柜，以高 80～85cm、宽 60cm 为宜。柜内应分层陈列药品，要让顾客能够方便得看到。货柜一般以高 200～220cm、深 40cm 左右为宜。西药和中成药的货柜应根据药品包装的大小、高低不同，可分为若干层。上半段陈列药品，下半段橱内分层存放药品。中药的膏剂、口服液等质地较重，货柜在订购时要注意隔板的承重力。走道的宽度以要适中，便于工作人员活动。

3. 中药配方器具的配置

中药配方场地首先要配备一名计价员，对中药饮片处方进行划价，有条件的大型药店可以用计算机计价。划价处与收方处尽量邻近，以便于联系。中药调剂台一般采用一张木制台，台面长度可根据药店面积大小而定。柜台内应有调配药品处方的必要设备和用具，还应有营业用计算工具（如计算机、算盘或计算器）、调剂工具、衡器（如天平、戥子）、开票用具和包装用品（包装纸袋等）等。所用的计量器具必须按规定由计量部门定期检测合格，方可使用。

常用中药调配工具还有冲筒（多用铜制，用于某些特殊药材临配方前的捣碎处理，如浙贝母、珍珠母、砂仁、牡蛎、酸枣仁、三七等）、铁碾、乳钵、药筛（多为铜筛，《中华人民共和国药典》2010 年版一部规定的药筛选用国家标准的 R40/3 系列，分为一～九号筛，目号分别为 10 目、24 目、50 目、65 目、80 目、100 目、120 目、150 目、200 目）、托盘天平、台秤等。还有存放中药饮片的药橱、药柜等。

4. 药品验收、养护设备

（1）空调、冰柜

① 农村药店最低应配备壁挂式空调。

② 城区要用柜式空调。

③ 连锁公司仓库常温库按照制冷量 40 瓦/小时·立方米，阴凉库按照 52 瓦/小时·立方米，冷库按照 140 瓦/小时·立方米配备空调。

④ 药店经营生物制品应有冰柜。

（2）干湿温度计

药店应配备干湿温度计，按照读取湿度的装置不同，干湿温度计分为以下几种。

① 坐标式：在坐标纸上横坐标注为干湿球的温度差值，纵坐标注为干球的温度或湿球的温度，交叉点的数值为当时的湿度，购买时千万不要把包装盒上的坐标图扔掉。

② 旋转轴式：在旋转轴上边水平位置标注为干湿球的温度差值，对应的下方为湿度值，旋转轴的前面两侧标注干球的温度或湿球的温度，旋转露出干湿球的温度差值，对应干球的温度或湿球的温度的交叉处为当时的湿度。

③ 圆盘式：在圆盘的固定外圈标注为干球的温度，中间旋转的内圈标注为湿球的温度，操作时旋转内圈使当时的湿球的温度数值与外圈当时的干球温度数值在一条线上，直线另一端指向的数值为当时的湿度。

④ 直读式：直读式温湿度计，可直接读取当时的温度和湿度。

连锁公司仓库应配备带有探头的仓库温湿度自动巡测仪。

（3）连锁公司仓库应设验收养护室　室内设备应有千分之一天平、标准比色液、澄明度检测仪。经营中药饮片还应有显微镜、紫外分光光度计、水分测定仪等设备。

（4）计量器具　配备天平、台秤、戥子等计量器具。

5. 其他设施设备

（1）防鼠设施　鼠夹、粘鼠板、电猫（应安装在门旁距地 0.5m 处）。

（2）遮光设施　窗帘。

（3）消防设施　一般药店应有灭火器。

（4）电子计算机　药品零售企业应当建立计算机系统，内存应大于 256MB，购置软件，安装好，并办理上网，配备必要的计算机技术人员，能满足经营管理全过程及质量控制的有关要求，并有接受当地药品监督管理部门监管的条件。

计算机系统的硬件设施和网络环境应当符合以下要求。

① 有支持系统正常运行的服务器和终端机。

② 有稳定、安全的网络环境，有固定接入互联网的方式和可靠的信息安全平台。

③ 有实现相关部门和岗位信息传输和数据共享的局域网。

④ 有符合企业经营管理实际需要的应用软件和相关数据库。

系统各类数据的录入、修改、保存等操作应当有相应的管理制度和操作程序，以保证记录的原始性、真实性、准确性。

系统各类电子记录和数据应当采用可靠的方式储存并按日备份，备份数据应当存放在安全场所，数据的保存时限应当符合相关规定。

6. 药店布局

(1) 店堂　店堂是药店的核心部位，是药店特色的集中展示，应占营业场所大部分的面积，尽可能宽敞一些，不要给顾客有狭窄的感觉。店堂陈设要简单，不要给人零乱的印象。墙上可悬挂服务项目、新药简介等宣传资料，私人物品严禁放在店堂内。

店堂的显著位置应悬挂《药品经营许可证》、《工商营业执照》和放大的质量负责人的职称证明复印件；还应明示处方药和非处方药的忠告语、服务公约，公布监督电话；门旁应挂顾客意见簿。

营业场所药品与非药品要分类摆放，标志醒目。营业、办公、生活、库房等区域应分开或者分隔，并且环境清洁卫生，无污染物。

(2) 办公区和员工休息区　大型、中型药店应设有经理、财务、采购员等人员的办公室；小型药店应设一个办公区，供工作人员办公用，并设药店工作人员休息区。

(3) 服务区　服务区应设置服务台，放置顾客意见簿。驻店执业药师对患者进行咨询服务。有条件者还可以开展代客煎药、代邮药品等服务。

(4) 大型药店的布局

① 处方药和非处方药区：处方药销售区在营业大厅采用柜台内销售；而非处方药敞开销售，由消费者自行选取，最后统一在收银台收费结算。

② 其他产品区：设立保健食品、医疗器械、中药饮片配方、化妆品等专门销售区域。

③ 咨询服务区：设立患者咨询服务区，为患者合理用药提供服务咨询，使患者正确用药，以战胜疾病。大型药店可以考虑在相邻处开设医疗诊所或医院（需经有关部门批准），以方便患者就诊取药。

④ 健身和健康教育区：提供健身服务和健康教育服务。开展健康教育活动，为患者宣传饮食营养和疾病（如高血压、高血脂、糖尿病等）的防治知识。

⑤ 独立的办公场所：如经理室、财务室、质量管理办公室、员工休息室等。

大型药店布置举例见图 11-2、图 11-3。

这些布置的做法延伸了药店的经营服务范围，如开展健康教育和健身活动，使大型药店有更大的生存空间，增加了药品经营企业与消费者的互动作用，拉近了药店与患者之间的距离。健康教育和健身活动的开展，能起到无病预防、有病正确用药的目的。更具人性化的管理模式，值得许多经营者借鉴、学习和参考。使药店工作人员向白求恩学习，全心全意为人民服务，具有救死扶伤的精神和人文关怀的素养。

(5) 超市型药店

药店的经营面积一般比较大，除经营药品、医疗器械、保健食品、化妆品等外，还可经营眼镜、百货等商品。营业面积更大，经营范围更广。但所经营的药品应占 2/3 以上，鞋油、皮衣等易串味的品种不宜经营。

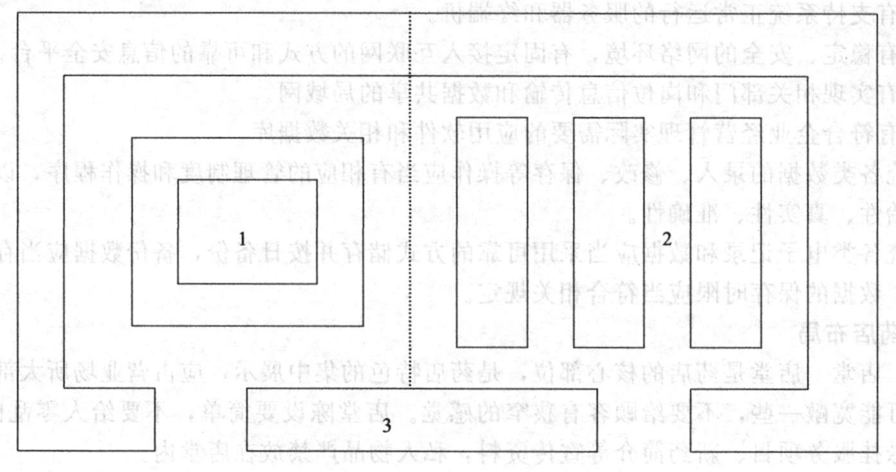

图 11-2　大型药店平面图一

1—处方药；2—OTC 药；3—收银处

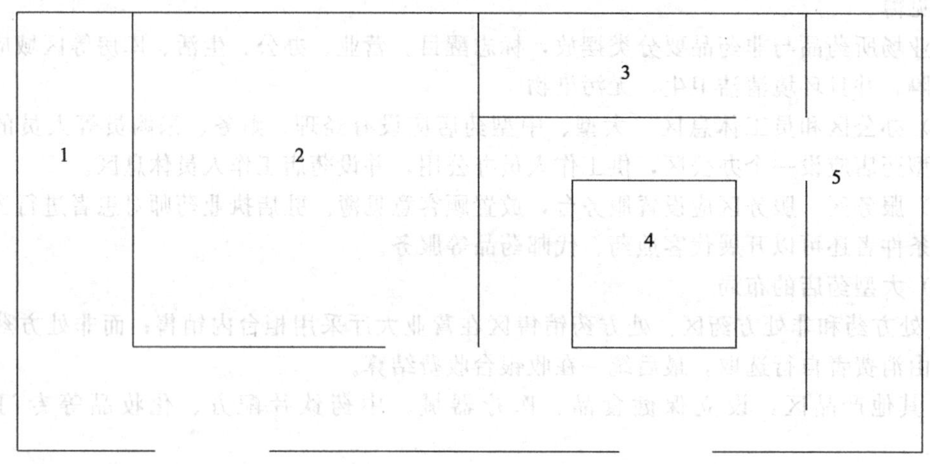

图 11-3　大型药店平面图二

1—咨询处；2—中药饮片区；3—医疗器械；4—保健食品区；5—化妆品区

7. 药品质量管理记录本

药品质量管理记录本的种类如下。

① 药品验收记录。

② 药品质量养护、检查记录。

③ 药品质量查询、投诉、退货、抽查情况记录。

④ 不合格药品处理记录。

⑤ 温湿度记录。

⑥ 计量器具检定记录。

⑦ 质量事故报告记录。

⑧ 药品不良反应报告记录。

⑨ 进口药品、特殊管理药品验收记录。

⑩ 首营企业、首营药品审批记录。

⑪ 药品缺货记录。

⑫ 顾客意见簿（见表 11-2）。

⑬ 质量管理制度执行情况检查和考核记录。

表 11-2　顾客意见簿　　　　编号：

<table>
<tr><td>顾客姓名</td><td></td><td>电话(地址)</td><td></td></tr>
<tr><td colspan="4">您的意见(或建议)：

签名：
年　月　日</td></tr>
<tr><td colspan="4">回复：

负责人签字：
年　月　日</td></tr>
</table>

十三、GSP 认证

新开办的药品零售企业，应当自取得《药品经营许可证》之日起 30 日内，向原发给其药品经营许可证的药品监督管理部门申请《药品经营质量管理规范》(GSP) 认证。

1. 申报 GSP 认证上报材料

申报 GSP 认证应上报以下材料。

① 药品经营质量管理规范认证申请书 2 份（见附录 2）。

② 药品经营许可证（正本）复印件、营业执照复印件。

③ 实施 GSP 情况自查报告。

④ 药店员工情况一览表。

⑤ 企业负责人的学历证书复印件。

⑥ 质量负责人的职称证书复印件。

⑦ 劳动合同（负责人和质量负责人签订）。

⑧ 经营设施、设备情况一览表。

⑨ 质量管理目录。

⑩ 企业经营场所平面布局图。

⑪ 真实性保证声明。

2. 药品监督管理部门组织认证

受理药品零售企业 GSP 认证申请的药品监督管理机构应当自收到申请后，按照国家食品药品监督管理部门的规定，按规定程序组织对申请认证的药品零售企业是否符合《药品经营质量管理规范》进行认证，合格的发给认证证书。

药店 GSP 认证流程如见图 11-4 所示。

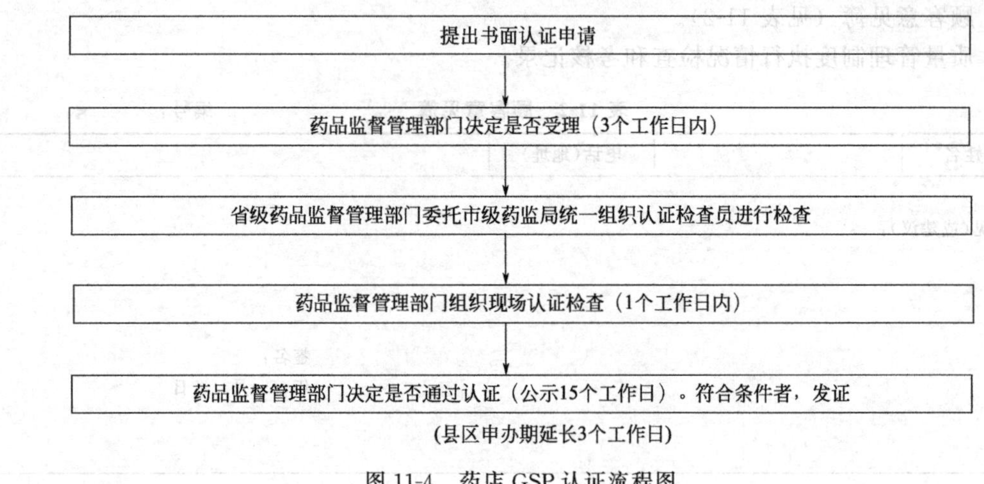

图 11-4　药店 GSP 认证流程图

十四、办理卫生许可证

如果药店经营保健品、食品的，要到卫生防疫部门办理卫生许可证。

思考题

1. 开办药店必须办理哪 2 个主要证件才能开业？
2. 简述开办药店申请药品经营许可证的流程。
3. 申请开办药店的主要条件有哪些？
4. 新办药店应如何选址、选房？
5. 药店工作人员的构成如何？
6. 简述 GSP 认证的程序。

第十二单元　药店药品的采购技能

【课程描述】

本单元是为药店药品采购而开发的专业单元，本单元包括药品采购的规定、药品采购的程序、药品采购的商务洽谈与合同签订三个能力要素。实施依据为《中华人民共和国药品管理法》、《中华人民共和国药品管理法实施条例》、《药品流通监督管理办法》、《药品经营质量管理规范》、《药品经营质量管理规范实施细则》等法律、法规。

【学习要点】

药店药品采购的规定，药品采购的程序，药品采购的商务洽谈与合同签订技能。

药品采购是药品经营企业质量管理过程控制的第一关，是药店保证药品质量的关键环节。因此，国家相关法规对药品采购有明确的规定，应严格遵守。药店对药品采购有严格的审批制度和规范的操作规程。药品采购程序为选择供货单位→首营企业审批→首营品种审批→编制采购计划→商务洽谈与合同签订五个程序。

一、采购药品的规定

为了加强药品经营质量管理，健全药品质量保证体系，强化药品质量意识，保障人民群众用药安全，国家相关法规对药品采购有明确的规定，应严格遵守。

1. 供货企业必须具有法定资格及质量信誉

药店必须从具有药品生产、经营法定资格的企业购进药品。法定资格是指供货单位必须具有《药品生产许可证》（生产企业）或者《药品经营许可证》（药品经营企业）和《营业执照》。供货企业必须具有良好的质量信誉。

2. 所购药品必须具有合法性和质量可靠性

购进的药品必须具有法定的批准文号和生产批号，必须具有法定的质量标准，药品包装、标签、说明书、标识要符合有关规定。进口药品应有符合规定的、加盖供货单位质量检验机构原印章的《进口药品注册证》和《进口药品检验报告书》复印件。中药材应标明产地。

3. 供货单位销售人员必须具有合法资格

供货单位销售人员必须具有合法的资格。供货单位销售人员必须提供“法人授权书”和身份证复印件，并验证身份证原件，以确定销售人员的合法资格。法人授权书是指企业法定代表人签字并盖有企业原印章的“授权书”。法人授权书和身份证复印件存档。

4. 首营审批

对首营企业应进行资格和质量保证能力的审核。审核由业务部门会同质量管理部门共同进行。经审核批准后，方可从首营企业进货。

对首营品种（含新规格、新剂型、新包装等）应进行合法性和质量基本情况的审核，经审核批准后方可进货。

5. 购货合同中要有明确的质量条款

药品购货合同应明确的质量条款，具体如下。

① 药品质量符合质量标准和有关质量要求。

② 药品附产品合格证。

③ 购入进口药品，供应方应提供符合规定的证书和文件。

④ 药品包装符合有关规定和货物运输要求。

6. 应有合法票据

购进药品应有合法票据。药品经营企业购进药品时应当索取、留存供货单位的合法票据。合法票据包括税票及详细清单，清单上必须载明供货单位名称、药品名称、生产厂商、批号、数量、价格等内容，购进票据应保存至超过药品有效期 1 年，但不得少于 3 年。

7. 建立购进记录

购进药品要建立购进记录，购进记录必须真实完整，做到票、账、货相符。购进记录必须注明药品的通用名称、剂型、规格、批号、有效期、生产厂商、购货单位、购货数量、购货价格、购货日期等内容。购进记录应保存至超过药品有效期 1 年，但不得少于 3 年。

二、药品采购的程序

药品采购程序为选择供货单位→首营企业的审批→首营品种的审批→编制采购计划→商务洽谈与合同签订五个程序。

（一）选择供货单位

药店必须从具有合法资质的药品生产或经营企业采购药品，应选择具有良好信誉和良好服务的供货企业。

1. 供货方的经营资格

供货方必须具备规定的法定资格，即具有《药品生产许可证》（生产企业）或《药品经营许可证》（经营企业）和《营业执照》。其经营范围应与其证照内容一致。

2. 供货方质量信誉

主要了解供货方的生产能力、经营能力、质量管理体系、产品质量、质量历史、销售服务、社会口碑等信誉情况。同样品种应选择质量信誉好的供货方。

3. 供货方履行合同能力

包括药品品名（通用名、商品名）、规格、数量、价格、交货期及服务等。

4. 建立供货单位质量档案

（1）供货单位需提供的材料

① 药品经营企业需供的材料：盖有供货单位红色印章的《药品经营许可证》和《营业执照》，经营企业销售人员的法定代表人授权签字并盖有单位红色印章的委托书和身份证复印件及其他资质材料，如 GSP 证书等。进口药品应索取盖有供货方单位质检（质管）红色印章的《进口药品注册证》和《进口药品检验报告》及进口药品通关单。

② 药品生产企业需提供的材料：盖有供货单位红色印章的《药品生产许可证》和《营业执照》，生产企业销售人员的法定代表人授权签字并盖有单位红色印章的委托书和身份证复印件及资质材料，如 GMP 证书等。

（2）建立供货单位档案目录，便于查找。

（3）供货单位的来函、变更通知、有关信件等应及时处理和归档，作为供货单位档案一并保存。

（4）供货单位名称、销售人员变更，应重新索取有关材料。

（二）首营企业的审批

首营企业系指与本企业首次发生药品供需关系的药品生产或经营企业。药店对首营企业执行首次审批制度。

首营企业的审批，必须由药店质量管理部严格把关，索取首营企业的申报材料，填写首营企业审批表（见表12-1），由业务部门和质量管理部门审查、审核。除审核有关资料外，必要时应实地考察。业务部门和质量管理部门签署意见后报总经理审批。首营企业经审核审批后，采购部门方可开展购进药品业务。

表12-1 首营企业审批表 编号：

企业名称					
企业地址				邮编	
法定代表人		质量负责人		电话	
营业执照编号		许可证编号			
生产经营范围		经营方式			
年销售额		质量认证情况			
业务联系人		电话（传真）			
拟供品种		依法经营状况			
业务部门意见	负责人： 年 月 日				
质管部门审核意见	负责人： 年 月 日				
企业负责人审批意见	负责人： 年 月 日				

填写要求：

1. 由采购部门在索取首营企业合法资质的基础上填写《首营企业审批表》，并在业务部门意见栏中签署意见，注明日期。

2. 由质量管理部门对照采购部门在索取首营企业合法资质，按照首营企业审核管理制度的规定逐项审核，符合要求的在质管部门审核意见栏中签署意见并注明日期。

3. 最后由企业负责人在企业负责人意见栏中签署审批意见并注明日期。

1. 首营企业应提供的资料

（1）企业的《药品生产许可证》（生产企业）或《药品经营许可证》（经营企业）及《营业执照》复印件，加盖企业红色印章。简称“一证一照”。

（2）法人委托书。即销售人员的法定代表人授权并盖有单位红色印章的委托书。

（3）销售人员本人身份证复印件。

（4）企业GMP（生产企业）或CSP（经营企业）证书复印件，加盖企业红色印章。

（5）能够证明企业规模和质量保证能力的其他有关材料。

（6）首营企业审批表（一式两份）。

2. 首营企业的审批

首营企业审批操作流程为企业申请→采购部门审查→质量管理部门审核→经理审批。

（1）企业申请　拟成为供货商的企业，其销售人员填写药店提供的《首营企业审批表》，按本单元“二、1. 首营企业应提供的资料”项要求提供相关资质资料。

（2）采购部门审查　采购部门审核拟供货企业销售人员填写的《首营企业审批表》和相关资质资料。《首营企业审批表》填写要求完整、规范，字迹清晰，不得潦草难认。资料不完整的，要求供货企业补充资料。审核无误后，同意其成为供货企业的，在《首营企业审批表》“业务部门意见”栏中签署意见，负责人签字，注明日期。审查同意，转交质量管理部门审核。

（3）质量管理部门审核　质量管理部门接收采购部门签署同意意见的《首营企业审批表》和拟供货企业提供的相关资质后，按照首营企业审批管理制度的规定和要求，逐项审核拟供货企业提供的资质资料，对其资格、信誉和产品质量进行严格审核，参考采购部门的意见，在“质管部门审核意见”栏中签署意见，负责人签字，注明日期。审核同意，转交企业负责人审批。

（4）企业负责人审批　经质量管理部门审核过的《首营企业审批表》和相关资质资料报送企业负责人审批。企业负责人审核、批准，签字后，交质量管理部门存档，交采购部门执行。

（三）首营品种的审批

首营品种系指本企业向某一供货单位首次购进的品种，包括药品的新规格、新剂型、新包装。药店对首营品种执行首次审批制度。

首营品种的审批，必须由药店质量管理部门严格把关，索取首营品种的申报材料，填写“首次经营药品审批表”（见表 12-2），由质量管理部门和企业主管领导审核批准。

表 12-2　首次经营药品审批表　　　　编号：

药品通用名称		商品名		品种类别	
剂型		规格		装箱规格	
批准文号		储存条件		有效期	
生产企业		GMP 证书号		批准文件	
适应证				质量标准	
出厂价		零售价		检验报告	
供货联系人		电话		物价批件	
质量状况				说明书	
业务部门意见	负责人：　　年　　月　　日				
质管部门意见	负责人：　　年　　月　　日				
物价部门意见	负责人：　　年　　月　　日				
企业负责人意见	负责人：　　年　　月　　日				

填写要求：参照首营企业审批表。

1. 首营品种应提供的资料

① 药品批准文件。

② 药品质量标准。

③ 新药证书（新药提供）。

④ 商品名批件。

⑤ 注册商标批件。

⑥ 中药保护品种批件（中药保护品种提供）。

⑦ 产品说明书、使用说明书、标签。

⑧ 样品及样品同批号的检验报告书。

⑨ 价格批件。

⑩ 税务登记证。

⑪ 首营品种审批表（一式两份）。

部门经理签字，连同首营品种材料、样品一并上报公司质量管理部审核。质量管理部接到审批表和材料后应出具受理单。受理时间不超过 3 天。

2. 首营品种的审批

首营品种审批操作流程见图 12-1。

（1）企业申请　供货企业的销售人员首先按本单元“三、1. 首营品种应提供的资料”项要求向采购部门提供首营品种的相关资料，经采购部门初步审查同意后，按要求填写药店提供的《首营品种审批表》。

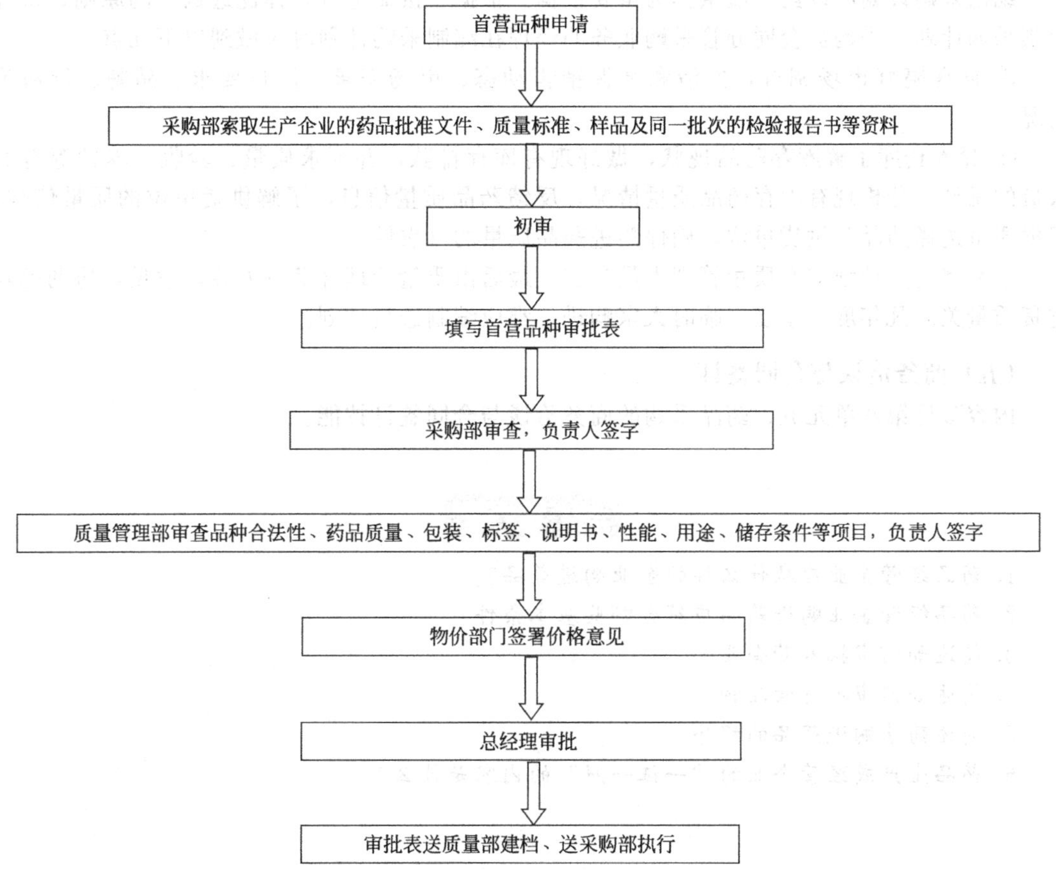

图 12-1　首营品种审批操作流程图

(2) 采购部门审查　采购部门审核《首营品种审批表》和相关资质资料。《首营品种审批表》填写要求完整、规范，字迹清晰，不得潦草难认。资料不完整的，要求供货企业补充资料。审核无误后，同意其供货的，在《首营品种审批表》“业务部门意见”栏中签署意见，负责人签字，注明日期。审查同意，转质量管理部门审核。

(3) 质量管理部门审核　质量管理部门接收采购部门签署同意意见的《首营品种审批表》和拟供货企业提供的相关资料后，按照首营品种审批管理制度的规定和要求，逐项审核供货企业提供的资质资料，对品种的合法性及药品的质量、包装、标签、说明书、性能、用途、储存条件等项目进行严格审核，参考采购部门的意见，在“质量部门意见”栏中签署意见，负责人签字，注明日期。审核同意，转物价部门进行物价审核。

(4) 物价部门签署价格意见　药店的物价管理部门接收经质量管理部门审核同意的《首营品种审批表》后，综合同类品种的市场价格信息，对《首营品种审批表》中填报价格的合理性进行审核，如果对企业填报的价格有异议，可与供货企业的销售人员进行友好协商。达成共识后，物价管理部门在《首营品种审批表》中“物价部门意见”栏中签署品种价格意见。

(5) 企业负责人审批　经药品采购部门、质量管理部门和物价管理部门审查、审核过的《首营企业审批表》和相关资料报送企业负责人审批。企业负责人审核、批准，签字后，交质量管理部门存档，交采购部门执行。

(四) 编制采购计划

编制采购计划应以药品质量作为重要依据。根据“按需进货，择优选购”的原则，每月编制采购计划。采购员会同分管采购业务的经理在编制采购计划时应做到以下几点。

① 认真搞好市场调查，摸清和掌握销售动态、市场需求、用户要求、品牌、价格等情况。

② 深入仓库了解库存药品现状，做好现有库存排队，并征求质量、验收、养护等有关人员的意见，分析现有库存药品质量情况，反馈药品质量信息，了解供货单位的质量信誉，根据质量选择药品和供货单位，确保购进药品质量的可靠性。

③编制进货计划应有质量管理人员参加，最后由质量管理部负责人签署意见，协助把好进货质量关。凡年度、季度、临时大宗购进，都应编制进货计划。

(五) 商务洽谈与合同签订

内容参见第八单元五、药品采购的商务洽谈与合同签订技能。

思考题

1. 药品经营企业应从什么样的企业购进药品？
2. 药品经营企业购进药品应符合哪些基本条件？
3. 简述如何审批首营企业。
4. 简述如何审批首营品种。
5. 简述药店购进药品的程序。
6. 药品生产或经营企业的“一证一照”的内容是什么？

第十三单元　药品验收技能

【课程描述】

本单元是为药品验收而开设的专业单元。实施依据为《中华人民共和国药品管理法》、《中华人民共和国药品管理法实施条例》、《药品经营质量管理规范》、《药品经营质量管理规范实施细则》、《药品包装、标签规范细则（暂行）》等法律、法规。

【学习要点】

药品验收标准和验收时限，药品验收的内容，验收中发现问题的处理，销后退回（即反移库）药品验收以及药品的抽样技能。

一、药品验收标准和验收时限

1. 验收标准

法定药品标准和合同规定的质量条款。

2. 验收时限

16：00以前到货的当天验收完毕，16：00以后到货在次日10：00前验收完毕，大批到货验收不超过24小时。

二、药品验收的内容

药品经营企业购进的药品必须先放入仓库待验区验收，验收合格的药品方可正式办理入库，验收不合格的药品不得入库。验收人员应当对抽样检查药品的外观和包装标签、说明书以及相关的证明文件逐一检查、核对，验收结束后，应当将抽取的样品放回原包装，重新加封，盖验收章，并填验收记录。

1. 品名、规格、数量验收

来货存放待验库（区），验收员凭合同或随货同行的运输清单认真核对品名、规格、数量，检查外包装有无破损、水迹和外包装的封口是否完好等情况。无误后，在运输交接回单上签字收货。对多收、少收、外包装破损、水迹、被盗等情况，做好现场记录，并及时督促配送中心查询。特殊管理药品必须双人逐一验收到最小包装。

冷藏药品到货时，应当对其运输方式、运输过程温度记录、运输时间等质量控制状况进行重点检查并记录，对不符合温度要求运输的应当拒收。

使用冷藏车运输的药品，应当直接将药品搬运到冷藏库内待验；使用车载冷藏箱或保温箱的应当将箱体搬运到冷藏库待验。

收货人员对符合收货要求的药品，按品种特性要求放于相应待验区域，或设置状态标志，通知验收。无误后，在运输交接回单上签字收货。对多收、少收、外包装破损、水迹、被盗等情况，做好现场记录，并及时督促配送中心查询。特殊管理药品必须双人逐一验收到最小包装。

2. 内外包装标识和有效文件的验收

(1) 检查包装材料、容器封口是否严密，瓶盖有无松动、渗漏、破损。

(2) 逐品种、逐批号验收品名、剂型、规格、厂牌、生产批号、有效期、批准文号、注册商标、检验合格证、标签和说明书。

(3) 验收特殊管理的药品、外用药品，检查其外包装及内包装的标签、说明书上有无国家规定的专用标识和警示说明。处方药和非处方药按分类管理要求，标签、说明书有相应的警示语或忠告语。非处方药的包装有国家规定的专有标识。

(4) 进口药品验收时，应凭盖有供货单位质量管理机构原印章的《进口药品注册证》及《进口药品检验报告书》的复印件验收；进口中药应有加盖供货单位质量管理机构原印章的《进口药材批件》复印件。同时检查其包装的标签应以中文注明药品的名称、主要成分以及注册证号，并有中文说明书。

(5) 验收中药饮片应有包装，并同时有质量合格的标志，包装上应标明品名、产地、生产企业、生产日期、生产批号，并附产品合格证。

(6) 验收首营品种，应有同品种、同规格、同批号的合格检验报告书。

(7) 整箱药品在箱中应附有产品检验合格证。

(8) 药品生产日期一般不得超过 3 个月，20 件以下一般只能有一个批号，50 件以内不得超过 2 个批号。

(9) 连锁药店验收员对药品内外包装检查中如发现以下问题，有权拒收，货物暂存待验区，并通知连锁药店配送中心进货人员查询处理。发现以下 7 项问题应及时报告质量管理部，质量管理部门 2 小时内派人到现场确认处理。

① 内外包装标示或写法不一致。

② 整件包装内无产品检验合格证的。

③ 内包装的标签或说明书上无贮存条件的。

④ 内外包装不完整或有污染的。

⑤ 不符合其他包装要求的。

⑥ 临近失效期 6 个月内的。

⑦ 最小销售单位无生产批号、无有效期的；私自更改生产批号或有效期的，无生产批准文号的。

3. 外观质量验收

依据《中华人民共和国药典》(2010 年) 附录制剂通则，按药品验收抽样程序，按批号、按比例从原包装中随机抽样。不同剂型药品的检查项目如下。

(1) 水针剂外观验收　水针剂（含大输液）外观验收检查项目包括色泽、结晶析出、混浊沉淀、长霉、澄明度、冷爆、裂瓶、封口漏气、瓶盖松动及安瓿印字等。

水针剂（含大输液）批批检查澄明度。判定澄明度合格的标准为新出厂的注射液如发现混有异物的，其不合格率不得超过 5%，贮存期注射液的不合格率不得超过 7.5%。如检查结果超过规定时，则加倍抽样复验，复验结果不超过规定时，仍按合格判断。水针剂进行澄明度检查时整批检查在合格范围内，但个别不合格的，也不得将该支不合格药品再放回原箱内，应作报损处理。

(2) 粉针剂外观验收　粉针剂外观验收检查项目包括色泽、粘瓶、吸潮、结块、溶化、异物、黑点、溶解后澄明度、装量、焦头、冷爆、裂瓶、封口漏气、铝盖松动及玻璃瓶印字等。

(3) 片剂外观验收　片剂外观验收检查项目包括色泽、斑点、异物、麻面、粘连、发霉、结晶析出、边沿不整、松片、虫蛀、异味等。

(4) 胶囊剂外观验收　胶囊剂外观验收检查项目包括色泽、漏药、破裂、变形、粘连、异臭、霉变、生虫、外观是否光亮整洁、大小相等、长短一致等。

(5) 水剂外观验收　水剂外观验收检查项目包括封口是否严密、有无渗漏、容器有无破裂、药液是否有杂质异物、混浊沉淀、结晶析出、色泽变化、异臭异味、生霉等。

(6) 糖浆剂外观验收　糖浆剂外观验收检查项目包括澄清度、混浊、结晶析出、异物、发酵、产气、酸败、霉变、渗透等。

(7) 软膏剂外观验收　软膏剂外观验收检查项目包括色泽、细腻度、黏稠度、异物、异臭、酸败、霉变等。

(8) 栓剂外观验收　栓剂外观验收检查项目包括外形、色泽、融化、酸败、霉变等。

(9) 中药饮片验收　中药饮片验收重点鉴别真伪优劣。优劣检查侧重观察有无虫蛀、霉变、泛油、变色、风化、气味散失、杂质限度是否超标等现象。

外观检查无异常、无疑问，应将抽样品种放回原箱内，封好加盖验收封箱章。

4. 验收记录

验收无误，验收员应认真做好验收记录，逐品种按批次登记，不简化、不漏项，并真实填写有关质量状况、验收结论，验收人员签字或者盖章。验收记录保存不少于 3 年。

验收记录包括药品通用名称、规格、批准文号、批号、生产日期、有效期、生产厂商、供货单位、到货数量、到货日期、验收合格数量、验收日期、质量状况、验收结果和验收人员等内容。进口药品质量验收记录表尚包括《进口药品注册证》、《进口药品口岸检验报告》等。《药品质量验收记录表》、《进口药品质量验收记录表》见表 13-1、表 13-2。

表 13-1　药品质量验收记录表

到货日期	供货单位	药品名称(通用名称)	剂型	规格	单位	数量	生产企业	批号	有效期	批准文号	质量情况 外观包装	验收结论	备注

验收人：　　　　　　　　　　　　验收日期：

表 13-2 进口药品质量验收记录表

到货日期	品名	规格	单位	数量	供货单位	生产企业	批号	有效期	进口注册证号	口岸检验报告	质量情况		验收结论
											外观	包装	

验收人：　　　　　　　　　　　　　　　验收日期：

中药材验收记录内容应当有品名、产地、数量、供货单位等内容。中药饮片验收记录应当有品名、规格、产地、生产企业、产品批号、生产日期、数量、供货单位等内容，实施批准文号管理的中药饮片还应当记录批准文号。

5. 入库交接

对验收合格的药品，验收员根据验收记录填写验收入库交接单（注明贮存条件，以提醒保管员），验收员在验收入库交接单上签字后，连同药品在待验区点交给保管员，保管员对照验收入库交接单清点药品无误后，保管员在入库交接单上签字，然后将药品分类入库。验收入库交接单同时转送到连锁药店配送中心和财务部。

6. 在验收中发现质量问题的处理

(1) 对药品包装破损、药瓶破损、污染的、有效期在 6 个月内的、标签不符或短少的，验收员填写拒付单，通知财务部拒付货款，药品移送放到退货区，并及时通知连锁药店配送中心向供货单位查询，办理退货手续，由退货管理人员做好退货记录。

(2) 在外观质量检查过程中，如发现质量疑问时，该药品暂放在待验区，不得作为合格药品移交入库。验收员填写送检单，报公司质量管理部门确认，待质量管理部门确认合格后，方可向保管员移交入库。若确认为不合格品的，应将该药品向仓库不合格品管理员移交，该药品从待验区移放到不合格品区，挂红牌标志。同时，及时报部门经理，并协助质量管理部门向供货单位进行质量查询。不合格药品按连锁药店公司不合格药品管理制度处理。

(3) 在验收中，发现假、劣药品，应立即报质量管理部门，质量管理部门接报后 1 小时内到现场进一步确认，假、劣药品除按连锁药店公司不合格药品管理制度处理外，假药应同时上报市级药品监督管理部门。

(4) 在验收记录中如实记录验收的真实情况，如验收 100 件药品，其中有 2 件破损，应在验收记录上注明“98 件合格，2 件破损”的字样。

7. 销后退回（即反移库）药品验收

① 凭配送中心经理签字的销后退回通知单验收。

② 首先要进一步确认该药品是否是配送仓库发出的药品。

③ 按正常药品验收程序验收（见图 13-1）。

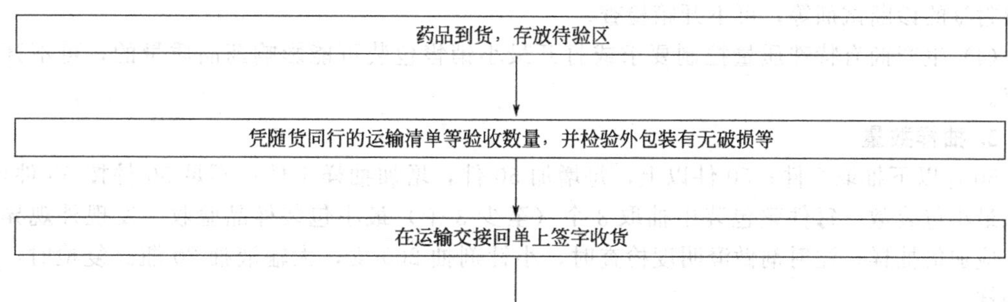

包装、标识验收

① 品名、剂型、规格、批号、有效期、批准文号、注册商标、供货单位、生产厂家、标签、说明书、合格证

② 特殊药品、外用药品、OTC，检查包装上的标识和警示说明

③进口药品，应有加盖供货单位红印章的《进口药品注册证》和《进口药品检验报告书》复印件等

④中药饮件包装应附质量合格标志，标明品名、生产企业、日期、产品合格证

⑤首营品种，有该批号的质量检验报告书

外观性状验收，按批号、按比例随机抽样

① 针剂检查澄明度和比色，大输液同时检查瓶盖松动

② 片剂检查裂片、破片、斑点等，并抽查重量差异

③ 酊剂、水剂、糖浆剂检查色泽、异味、混浊、倒置渗漏等

④ 粉剂检查结块、粘瓶、漏粉等

⑤ 中药饮片检查真伪及蛀虫、霉变、杂质，并可抽检水分测定

① 合格时，将抽品种放入原箱，封箱加盖验收封箱单，做好记录

② 填写验收入库交接单、签字，连同药品移交入库，放合格区

③ 不合格时，验收入库交接单、签字，连同药品移交入库，放入不合格区

④ 连锁药店验收入库单同时转到配送中心和财务部

图 13-1　药品验收操作流程

三、药品验收抽样技能

1. 抽样原则

所抽取的样品具有代表性，验收抽样应当依据验收规定，对药品进行逐批验收，验收抽取的样品应当能代表该批号药品的质量状况。

（1）每批次药品应当至少检查一个最小销售单元。

（2）对破损、污染、渗液或封条损坏等包装异常以及零货或拼箱的，应当逐件开箱检查至每批次的最小销售单元。

（3）外包装及封签完整的原料药品、实施批签发管理的药品、贴有中国药品生物制品检定所封签的诊断试剂等，可不开箱检查。

（4）生产商有特殊质量控制要求或打开最小销售包装可能影响药品质量的，可不开箱检查。

2. 抽样数量

50件以下抽取2件；50件以上，每增加50件，增加抽样1件；不足50件按50件计。抽取最小包装数。每件整包装中抽取3个（至少3个）最小包装样品验收。发现外观异常时，应加倍抽样。注射剂做澄明度检查时，小针剂抽200支，大输液抽20瓶。复检时，加倍抽样。

3. 抽样方法

整件样品的抽取，按药品垛堆情况，以前上、中侧、后下的堆码层次相应位置随机抽取。小包装样品的抽取，按每件上、中、下（左、中、右）的不同位置随机抽样。

4. 抽样检查结果

验收人员对抽样检查药品的外观和包装标签、说明书以及相关的证明文件逐一检查、核对，验收结束后，应当将抽取的样品放回原包装，盖上验收章（验收章的内容包括验收日期、验收日期、合格等）。用胶带将药箱封好，放置于药品最后一层，最后出库使用。

四、药品的外观鉴别技能

药品的外观鉴别，就是通过药品的外包装、内包装、包装容器、药品说明书、注册商标、条形码、防伪标记等进行仔细的观察、甄别，从而对药品的真伪进行判断，识别出假药。这种办法简单易行，不需要检验设备、试剂等。但是要在药品的保管、销售的工作岗位上长期观察、比较、记忆、识别，才能掌握第一手资料。初步判断的结果，要经过药品检验部门的检测、确认，从而对假药进行及时处理。

（一）药品外包装的鉴别

（1）箱面　要观察包装箱表面平整情况、表面光泽亮暗程度如何。基础颜色为何色，深浅程度如何。是否有涂膜、涂胶或压膜。

（2）材质　材料类别、瓦楞纸的层数及规格等。材质的厚度、重量及硬度，纤维粗细程度。

（3）箱体规格　几何形状及尺寸应符合标示值或有关标准。

（4）印刷

① 印刷内容注意检查药品名称、规格、产品批号、批准文号、注册商标、有效期、药品生产企业名称等是否正确。中药材包装上还必须注明品名、产地、日期、调出单位，并附有合格标志。印刷颜色深浅、浓淡、均匀程度如何。

② 印刷工艺及油墨字面应光滑无裂纹、字体边缘应无毛边、应不易掉色、粉化，套色应清晰。注意字体凹凸程度如何，是否使用烫金等特殊工艺。

③ 特殊标志　储运图示标志、特殊药品图示标志、条形码等的图形、数字、颜色。

④ 字体、字形及图形　属何种字体，大小程度是否经艺术化处理，商标图形及字形等图形印制状况。

（5）产品批号及有效期　印刷字体类型、大小。字体边缘清晰程度。数字组成应符合常规。产品批号表示日期应不超越现在日期，有效期标示方法应正确。

（6）箱体组装形式　系钉制、插装还是粘贴。注意钉及粘贴剂的材质及特征。

（7）贴件　运输贴件、抽样贴件、合格标志贴件等。

（二）药品内包装的鉴别

1. 包装盒材质

（1）厚度及硬度适中（假药所用材质一般较薄、较软）。

（2）色泽　要注意瓶内外色泽（假药所用白板纸，色泽一般较暗）。

（3）重量　注意用纸的规格，必要时称重。

（4）纸质纤维细腻的程度。

2. 包装盒规格

（1）几何形状及尺寸应规则。

（2）折合应平整。

（3）应与包装箱及药品配套。

3. 包装盒印刷

（1）内容　注意药品名称、规格、产品批号、批准文号、注册商标、有效期、药品生产企业名称等所处的位置。内容应齐全，无错字、别字、漏字，符号使用应正确。

（2）颜色　深浅、浓淡、均匀程度。

（3）印刷工艺及油漆　字面应光滑无裂纹、字体边缘无毛边、不易掉色、不易粉化、套色应清晰、过渡应柔和。观察字体凹凸不平程度、是否使用烫金等特殊工艺。

（4）特殊标志　特殊药品图示标记、专利号、工号、条形码等的图形、数字、字体、颜色、位置。

（5）字体、字形、字号及图形　观察属何字体、繁简、形状、大小等，注意笔画、笔顺、字体是否经过艺术化处理。商标等图形印刷状况。

（6）版面　对多版面的品种，注意不同版面在一定时间段的差别。

（7）产品批号及有效期

① 字痕压膜是钝压还是锐压。

② 印刷字体类型、大小。

③ 字体边缘清晰程度。

④ 数字组成应符合常规。

⑤ 产品批号表示日期应不超过现在日期，有效期表示方法应正确。

4. 包装盒裁切

（1）切边应平整无毛边。

（2）压纹、压线、圆角、斜边等应规则。

5. 包装盒制作

（1）机械粘贴应有规则、均匀的压印痕。胶水的材质、厚度及粘贴情况。有无折痕压线（正、反），齐整程度如何。

（2）舌扣形状。一般有平切、45°、90°、无切口、异型切口，应注意形状及切口边缘平整度。

（3）档次直觉。制作档次与生产企业是否相配。

（三）包装内袋

（1）材质　常用塑料膜、复合塑料膜及纸，注意其厚度、透明度及色泽。

（2）形状　几何形状应规则一致。

(3) 印刷

① 内容应正确，无错字、别字、漏字。

② 符号使用应正确。

③ 颜色的深浅、浓淡、均匀程度。

④ 印刷质量好，字迹应不易刮掉。

(4) 制作

① 封口应严密，无焦痕。注意封痕状态。

② 切边应平整。

③ 包装形式，是否真空包装、防潮包装、防伪包装。

(四) 标签

(1) 材质　厚度、色泽、纸纤维细腻的程度。

(2) 印刷

① 注意药品的名称、规格、产品批号、批准文号、注册商标、有效期、药品生产厂家名称所处的位置，内容应齐全，无错字、别字、漏字，符号使用应正确。

② 颜色的深浅、浓淡、均匀程度。

③ 印刷工艺与油墨　字面应光滑无裂痕，字体边缘应无毛边，不易掉色、不易粉化。套色应清晰，过渡应柔和。注意字体凹凸程度，烫金等特殊工艺的色泽及印制质量（假药常用丝网印刷工艺，比较粗糙)。

④ 特殊标志　特殊药品图示标志、专利号、条形码、字体、颜色、位置。

⑤ 字体、字形、字号及图形　观察属于何种字体、繁简、形状、大小等，注意笔画、笔顺、字体是否经艺术化处理，商标等图形印刷状况。

⑥ 版面　对多版面的品种，注意不同版面在一定时间段的差别。

⑦ 防伪措施　用防伪贴签、防伪字迹、防伪油墨等。是否印有防伪电话号码等防伪标识物。

(3) 批号及有效期

① 压痕是钝压还是锐压。

② 印刷字体的类型、大小及边缘清晰程度。

③ 数字组成应符合常规。

④ 产品批号表示日期应不超过现在日期。

⑤ 有效期标示方法应正确，应无改过迹象。

(4) 粘贴工艺

① 是用不干胶还是用胶水粘贴标签。

② 是否容易剥离。

③ 粘贴应成线、平整。

④ 整面粘胶还是局部粘胶。

⑤ 有无撕签重贴的痕迹。

(五) 说明书

(1) 材质　说明书厚度及重量、色泽、纤维细腻度、密度、均匀度（可对光反向观察)。

(2) 规格　纸张规格、各边长符合规定，应无毛边。

(3) 印刷

① 内容　药品名称、批准文号、主要成分、有效期、药品生产企业名称等内容应齐全，

应无错字、漏字，使用的符号、印制的结构式均应正确。

② 颜色　水印底纹或彩印的深浅、浓淡、均匀程度。

③ 印刷工艺及油墨　字面应光滑、字体边缘应无毛边（假药常用丝网印刷工艺，较为粗糙）。

④ 字体、字形、字号及图形　观察属何字体、繁简、形状、大小等，注意笔画、笔顺、字体是否经艺术化处理及特殊图形印制状况。

⑤ 版面　对多版面的品种，注意不同版面在一定时间段的差别。

(4) 产品批号及有效期

① 与箱盒是否一致。

② 盖印位置。

③ 印章字体形状及大小。

④ 数字组成应符合常规。

⑤ 产品批号表示日期应不超过现在日期，有效期标示方法应正确。

(5) 折叠

① 折合层数。

② 折合后形状应为方形、长形或其他，机械折叠的大小应一致。

③ 字面向外还是向内。

④ 有无旧折痕。

⑤ 企业声明的内容与说明书标示的情况应无矛盾。

(六) 合格证 (装箱单)

(1) 材质　厚度及重量、色泽、纤维细腻程度，切制应无毛边。

(2) 印刷

① 内容　注意药品名称、规格、包装员、检查员、班组号等，应有质监部门印章。

② 印刷质量　字面应均匀，字体边缘应无毛边。

(3) 产品批号及有效期

① 与箱盒是否一致。

② 盖印位置。

③ 印章字体形状大小。

④ 产品批号表示日期应不超过检查日的日期。有效期标示方法应正确。

(4) 工号

① 与包装盒、说明书应一致。

② 字体形状及大小。

(七) 封条

(1) 材质　常用纸质、不干胶带等。

① 厚度及重量（假药往往强度差，易破损）。

② 色泽（假药封条易产生浓淡偏向）。

(2) 切制规格

① 各边长。

② 应无毛边。

③ 上面与底面的封条是否一致。

(3) 印刷

① 生产企业名称与箱体标示应一致。
② 符号、字母、花纹等印刷情况。
③ 印刷质量，胶带字面应不易刮擦除去、字面应光滑、字体边缘应无毛边。
(4) 胶黏程度
① 胶黏牢固应不易剥落。
② 应无重复粘贴痕迹。

(八) 封签

(1) 材质 常用纸、塑膜等。
(2) 规格
① 几何形状（假药封签多数偏小）。
② 有专用的中盒封签（假药常用内标签作封签）。
(3) 印刷
① 文字、图案、花边等印制情况。
② 印刷质量，字面应光滑、字体边缘应无毛边（假药常用丝网印刷工艺，较为粗糙）。
(4) 切制
① 切制形状应规则。
② 图案是否偏离。
③ 应无毛边。
(5) 胶黏程度
① 胶黏应均匀。
② 胶黏强度如何，揭封是否易破损。
③ 应无重复粘贴痕迹。
(6) 防伪封签 注意防伪特征及防伪方法的类型。

(九) 防震缓冲材料

(1) 材质 容器外常用瓦楞纸、气隙板、泡沫塑料、海绵等，容器内常用聚乙烯缓冲垫、棉花、聚氨基甲酸酯垫等，注意材质、厚度、硬度、颜色等情况。
(2) 形状 应与药品、箱、盒配套。
(3) 特殊标记 注意有无企业特殊标记、压纹、字形等。
(4) 字体图案
① 内容应与药品相符。
② 压印凹凸程度如何。
③ 应无不应有的文字图案。
(5) 数量
① 是否上下都有。
② 是否每件都有。

(十) 防潮品

常用沥青油毡纸、塑料薄膜、蜡浸渍纸、复合塑料膜、收缩膜、防潮剂等，注意厚度、色泽等情况。
(1) 形状
① 应与药品、箱、盒相配套。

② 收缩膜，注意色彩、厚度、强度，是否有孔、是否全包。
③ 干燥剂的包装材质及印刷，干燥剂材质、形状及颜色。
(2) 特殊标记 有无企业特殊标记。
(3) 字体图案
① 内容应与相关物品相符。
② 压印凹凸程度如何。
③ 应无不应有的文字图案。
(4) 干燥物
① 干燥剂粒度。
② 干燥剂包装形状及材质、包装袋上印刷状况。

(十一) 包装带、包装带扣

(1) 包装带
① 材质 厚度与牢固程度。
② 规格 宽度；应无不应有的接头。
(2) 包装带扣
注意材质光洁度；是否生锈。
(3) 形状
① 压扣后形状。
② 对外的是正面还是反面。

(十二) 药品包装材料

1. 用于片剂、丸剂等的药用玻璃瓶或塑料瓶

(1) 材质 常用钠钙玻璃、聚乙烯等。
① 重量 瓶重应均一、不应过轻。
② 硬度 不应偏软或奇硬。
③ 厚度 厚度应均一、不应偏薄。
④ 透明度 玻璃及塑料的透明程度，瓶体不应有杂质、色斑。
⑤ 色泽 颜色深浅及鲜艳程度，经放射线处理或熏蒸的塑料瓶颜色往往会变色。
(2) 形状
① 圆形、扁形、筒形等应规则。
② 瓶底凹凸程度。
③ 模具痕迹是否明显（手感）。
④ 瓶口平滑程度（手感）。
(3) 容量规格
① 容量是否符合标示量。
② 空间不应过大或过小。
(4) 表面
① 光洁度（旧瓶往往瓶体毛糙）。
② 玻璃瓶应无明显的气泡及波形纹等质量问题。
③ 凹凸图案和字体应分明、规则。
④ 是否制有麻面、磨砂、图纹。
⑤ 有无生产厂的特殊标记（尤其在其底部）。

(5) 印刷

① 内容应符合规定。

② 瓶身印刷字迹应不易擦掉。

③ 粘贴的标签及直接印制的标签按标签项内容检查。

(6) 内盖塞　常用塑料或软木。材质形状、颜色。

① 生产厂家是否特制异形。

② 与瓶应相配。

③ 色泽应均匀，软木塞应无霉迹。

(7) 填充物　材质形状，常用纸、棉团及其他干燥剂等。

① 纸宽度、长度、厚度。

② 棉团大小、色泽。

③ 清洁情况。

④ 各包装间的颜色应一致、无异色。

(8) 封口材料　材质，多数为复合膜，注意厚度、色泽、强度。

① 形状

a. 封口膜一般呈内凹（假药封口膜多较平或上凸）。

b. 封口膜边不应过长。

c. 切片应整齐，无毛边。

d. 粘贴、密封程度。

② 印刷

a. 印刷文字、图形及质量。

b. 印制色彩应不易剥落。

③ 封口方式

a. 有无蜡封，应无破碎蜡迹黏附表面。

b. 有无手工粘贴现象。

(9) 瓶盖

① 材质：常用塑料、金属制作，注意硬、脆程度。

② 形状：边缘厚度；螺纹形状；有无连盖聚乙烯缓冲垫；有无表面压纹、文字及图案；有无生产厂特殊标记；与瓶体应相配。

③ 色泽：应均匀无明显色斑。

(10) 瓶盖内衬垫

① 材质：常用橡胶、发泡材料等。

② 形状：切边应平整，应能起到密封作用。

③ 色泽；色泽应均匀，无明显色斑。

2. 用于水针剂、粉针剂、大输液、口服液包装的药用玻璃瓶及塑料瓶

(1) 瓶形

① 瓶口直径、瓶身直径（可用卡尺测量）。

② 高度（总高度、瓶颈至瓶底高度）。

③ 瓶底形状、瓶颈形状、高度。

④ 瓶口平滑程度。

(2) 颜色　均匀程度、深浅程度、透明度。

(3) 表面　是否平滑，应无明显气泡及波形纹。

（4）标记　瓶颈、瓶底标记。

（5）封口

① 安瓿应无漏液、焦头、钩丝。

② 粉针、输液、口服液的铝盖封口应严密，压口处斜面规则，铝质不应过软或过硬，铝盖压印字迹应清晰。

③ 易拉盖应易开启。

（6）胶塞、涤纶膜　应不褪色、掉屑、破损。

（7）瓶面印刷

① 安瓿应有药品名称、规格、产品批号、企业名称等标记，有的标有商标及其企业标记。

② 字迹应不易擦除，字体应规范一致。

（8）标签印刷　粘贴标签按标签项内容检查。

3. 铝塑罩包装

（1）材质

① 铝箔板厚度、硬度。

② 泡罩薄膜厚度。

③ 铝箔及泡罩光泽应无异常。

（2）铝塑泡罩包装

① 几何尺寸。

② 角的弧度。

③ 板的弧度，常有平直板、长曲板、宽曲板。

④ 切边应平整、规则，无毛边。

⑤ 折痕是否明显易折，折痕常有正压、反压、实线、虚线，注意虚线分布是否均匀，深度是否适宜及线条数量的多少。

⑥ 纹形状应均匀一致，注意有无暗记，常有网格纹、棱点纹、圆点纹、方格纹、异型格纹、粗纹、细纹、平纹。

⑦ 泡罩常有圆弧顶、平顶、梯形、直角形，透明度、泡罩空间应无异常。

⑧ 铝箔面常为金黄色、银灰色，置药处应有内凹面，应无麻痕、砂眼。

⑨ 铝箔复合膜双面及泡罩膜的颜色应均一正常。

⑩ 铝箔膜印字系正面还是反面印制（亮面、柔面）。

（3）黏合

① 网纹间黏合情况，有无分层不均匀。

② 板边缘黏合情况，有无剥离现象。

（4）产品批号及有效期

① 压痕深浅及字迹清晰程度。

② 印制工艺常有钝压、锐压、冷压、热压、电刻、喷墨等。

③ 字体、字形与字号等。

④ 数字组成应符合规定。有效期标示方法应正确。

（5）印刷

① 药品名称、规格、批准文号、注册商标、有效期、药品生产企业名称等内容应正确，应无错字、漏字，符号应正确。

② 颜色深浅、浓淡、均匀程度。

③ 字面应光滑，无裂纹、龟纹，字体边缘应无毛边、应不易掉色。

④ 字体、字形、字号及图形，观察属何种字体、繁简、形状、大小等，注意笔画、笔顺，字体是否经艺术化处理，商标等图形印制状况。

⑤ 版面，对多版面的品种，注意不同版面在一定时间段的差别。

4. 软膏管

(1) 材质　常用铝管、锡管、塑料管，注意其壁厚及挤压或弯折时的硬度。

(2) 形状

① 外形（规格）与标示装量应相符，几何形状应规则，注意长宽与直径。

② 颈　常有长颈、短颈，带螺旋口颈接头。

③ 封口　是否封口，何种形式封口，塑料封口应无焦头。

④ 管口螺纹　螺纹粗细及螺纹数、螺距。

(3) 软管盖

① 螺纹与颈应吻合。

② 有无标记、花纹。

③ 边缘厚度，开封尖的形状。

(4) 重量　应无过轻或过重现象（容量情况可用手指弹击软膏管听其声音)。

(5) 产品批号及有效期　参见本单元四、(十二) 3. (4) 产品批号及有效期项内容。

(6) 印刷　参见本单元四、(十二) 3. (5) 印刷项内容。

五、药品的简易鉴别技能

1. 软膏剂

(1) 软膏

① 细腻程度如何，应无明显的颗粒。

② 颜色是否正常，应无全部或局部色泽变化现象。与说明书描述性状颜色应一致。

③ 膏体不应硬结。

④ 膏体内应无杂质。

⑤ 应无油水分离现象（可涂于纸面观察)。

(2) 气味

① 是否具该药特有气味。

② 有无该药特殊的芳香剂气味。

③ 应无异臭。

(3) 装量

① 包装空头应正常。

② 应与标示量相符。

(4) 手感

① 用手捻时，不同基质应有不同的感觉。

② 应无颗粒等异物感。

③ 应易于涂布。

(5) 其他　酸败、霉变等情况。

2. 片剂

(1) 形状　其直径、厚度，各部位弧度、角度及是否属异型片。

(2) 色泽　应均匀一致。

(3) 片面

① 应光滑，无毛糙起孔现象。

② 应无附着细粉、颗粒。

③ 应无杂质、污迹、色斑。

④ 浸膏片应无明显渗出性色斑。

(4) 包衣

① 属何颜色，颜色应均匀、无色斑。

② 包衣层厚度应均匀、无过薄现象。

③ 表面应无结晶、无异物，光泽应正常。

④ 浸膏片应无明显渗出性色斑。

(5) 片心

① 粉细度如何。

② 各成分颜色分布应均匀。

③ 应无杂质。

④ 浸膏片片心是否呈浸膏状，有无中药粉末，片心断面如系浸膏，以口哈气后，断面应有水珠亮点。

(6) 硬度

① 应无明显易磨损、易粉化、易碎现象。

② 应无异常偏硬现象，嗅味应正常。

(7) 气味

① 气味应正常。

② 有无泥土、非药用淀粉等特臭，研磨后明显。

(8) 味感　口含或品嚼有无该药特有的味道（特殊品种不能口尝）。

(9) 浸水膨胀　观察用水浸泡后膨胀的情况。

(10) 片重及易燃性　是否正常（用滑石粉等无机物制的假药较重、不易燃，用淀粉制的较轻、易燃）。

(11) 手感　用手捻药片粉末时，对其滑涩、粒度等的感觉。

(12) 字图印刷

① 压痕锥度、深度、底面形状。

② 内容应一致、规范。

③ 颜色应均匀、一致。

④ 字体、字形、字号、图形有无特征。

(13) 其他　裂片、松片、霉变、染螨、泛油、黏片、潮解、变色、花片等。

3. 胶囊剂

(1) 形状

① 胶囊外形大小，是否特异规格，软胶囊常系球形、橄榄形等形状。

② 应无瘪粒、变形、膨胀等现象，胶囊壳应不脆化，软胶囊无破裂漏油现象。

③ 硬胶囊接口咬合情况应良好，无明显不配套现象。软胶囊接口应平滑，形体应规则。

(2) 色泽

① 颜色应均匀，无色斑、褪色、变色现象。

② 胶囊壳内应无杂质。

③ 是否属双色、是否透明。

(3) 内容物

① 粉末细度、颗粒直径应均匀，软胶囊内容物的黏度、色泽应正常。

② 各带色成分颗粒颜色分布应均匀。

③ 晶形大小、发亮程度及所呈颜色。

④ 应具有该药特有气味，应无杂质、无异臭。

⑤ 溶解情况，溶解后的颜色、沉淀情况。

⑥ 胶囊内不应装得过满或过少，与标示装量应相符。

⑦ 是否易燃、是否易炭化，燃烧时的气味。

⑧ 粉末手捻时的手感。

⑨ 口尝时应有该药特有的味道，软胶囊无酸败味。

(4) 胶囊印字

① 颜色应均匀、一致。

② 字体、字形、字号、图形有无特征。

(5) 其他　霉变、染螨、软化、粘连、漏粉、硬化、砂眼、虫蛀等。

4. 丸剂

(1) 形状　直径大小、丸间粒度应均匀。

(2) 丸面

① 颜色应均匀，无色斑，色泽及光泽应正常。

② 表面应光洁平整，无结晶、无异物。

③ 应无明显渗出性色斑。

(3) 丸切面

① 各成分颜色分布应均匀，色泽及光泽应正常，无杂质。

② 标示浸膏性成分应呈浸膏状，注意有无中药粉末。

③ 粉末性成分的粗细程度。

④ 外层不应分离。

(4) 硬度　应无明显磨损、粉化、易碎及异常偏硬现象。

(5) 气味　是否为该药特有气味。

(6) 口感

① 口含或品嚼，有无该药特有的味道。

② 蜜丸有无甜味。

(7) 浸煮

① 观察用水浸泡后的膨胀情况。

② 观察水浸液的颜色、沉淀物状况。

③ 观察水浸液振摇后的泡沫状态。

④ 观察煮沸后物质的溶散情况、气味情况。

(8) 丸重　大蜜丸与标示重量比较应相符。

(9) 蜡丸壳

① 注意材质、颜色、壁厚及接口情况。

② 表面印字的字体、字形、字号及印制质量。

(10) 其他　霉变、染螨、泛油、花斑、变色、潮解、粘连、虫蛀、硬化等。

5. 颗粒剂

(1) 颗粒的外形

① 颗粒直径大小、色泽应均匀。

② 细粉比例不应过大。

(2) 气味

① 是否为该药特有气味。

② 有无该药特殊的芳香剂气味。

③ 应无异臭。

(3) 口感

① 有无该药特有的味道。

② 甜度如何（无糖制剂应无甜味剂的味道）。

(4) 溶解性　取样品加 70～80℃水约 20 倍（1g∶20ml），搅拌使溶，应无明显不溶物及其他杂质。混悬剂应能混悬，泡腾颗粒剂应有明显气泡。

(5) 装量　应与标示装量相符。

(6) 手感　将颗粒用手捻时，应有干燥感。不应有软化、潮黏感觉。细粉应易滑动、不粘袋。

(7) 其他　潮解、变色、霉变、染螨、硬结等情况。

6. 注射剂

(1) 外观　液体注射液包括水溶液和油溶液注射液、其他溶剂的注射液。

① 各瓶（支）之间的色调要一致。

② 有无变色（变红、变黄、变深等）现象。

③ 如应无混浊、析出结晶现象（除特殊规定外），有结晶析出时，加温是否可以溶解。

④ 药液应澄明，无白块、色块、絮状物及可见物等杂质，无发霉现象。

⑤ 安瓿是否漏气及有无冷爆。

⑥ 如为大输液、代血浆，应检查瓶塞、瓶盖的严密度及瓶壁有无裂纹。

⑦ 混悬注射液（包括水混悬和油混悬注射液）有无颗粒不均匀或者分层现象。若有分层现象，经振摇后观察应均匀混悬。

⑧ 注射用粉针剂

a. 注意药粉晶形。药粉应疏松，应无变色、粘瓶、结块等现象。

b. 冻干型粉针剂应呈疏松的块状物或粉末状，应无液化、冻干粉收缩等现象。

(2) 装量

① 各瓶液面高低应接近。

② 应与标示装量相符。

(3) 其他　漏液、爆瓶、霉变、粉针剂结块、漏粉、冻干粉液化等情况。

7. 口服溶液

(1) 外观

① 颜色应正常，各支间的颜色应一致。

② 除有特殊说明者外，应无明显沉淀、混浊、絮状物。

③ 晃动时观察药液，因各种药液的黏度、相对密度不同而显示出的药液晃动性能有所差异。

④ 应无因药液变质而引起的爆瓶及瓶盖外凸现象。

(2) 气味　应有该药特有的气味，应无酸败味。

(3) 手感　用手捻时，不同黏度的溶液有不同的感觉。

(4) 装量　各瓶间药液高度应接近，并应与标示装量相符。

（5）其他　酸败、漏液、瓶外霉变等情况。

思考题

1. 药品的验收时限和验收标准是什么？
2. 药品的抽样原则是什么？抽样的方法是什么？
3. 水针剂和粉针剂验收检查项目包括哪些？
4. 在验收中发现质量问题应如何处理？
5. 水剂和糖浆剂外观验收检查项目包括哪些？
6. 片剂和胶囊剂外观验收检查项目包括哪些？
7. 验收中发现假、劣药品应如何处理？
8. 简述药品品名、规格、数量的验收。

第十四单元　药店药品储存与养护技能

【课程描述】

本单元是为药品储存与养护而开发的专业单元。本单元包括药品入库、药品储存和药品养护三个要素。实施依据为《中华人民共和国药品管理法》、《麻醉药品和精神药品管理条例》、《药品经营质量管理规范》等法律、法规。

【学习要点】

药品入库应分库、分区、分类储存，实行色标管理。养护技能过程中养护人员要做好库房温度、湿度的监测，采取有效的养护措施，确保药品质量。

一、药品入库

药品入库的操作程序及内容介绍如下。

① 保管员凭验收员签字（签章）的验收入库交接单收货。

② 保管员按单与药品实物逐一对照，核对品名、规格、数量、件数、批号、有效期。如发现货单不符或破损、污染及其他质量可疑问题，应拒绝入库，向验收员提出，并报质量管理部门和仓库主任处理。

③ 保管员对入库药品核对无误，应在入库交接单上签字，将药品入库记账。

④ 销后退回的药品，凭经营部门开具的销后退回单退货，存放在退货区，由专人做好退货记录，退货记录保存 3 年。

⑤ 销后退回的药品经验收合格的，办理入库转交手续；验收不合格的，凭质量管理部门确认单或质量问题处理单办理不合格药品转交手续，并详细记录。

二、药品储存

（一）分库、分区、分类储存

各类药品应按温、湿度和自然属性及特殊管理药品等要求分库、分区、分类储存。

药品与非药品、易串味的药品、中药饮片、危险品要分库存放。特殊管理药品要专库(柜)，双人双锁，专账管理，账货相符。内用药和外用药分区存放。药品名称与包装标识易混淆的药品要分开存放。

1. 药品分库存放

(1) 仓库的种类

① 常温库。

② 阴凉库。

③ 冷藏库。

④ 易串味库。

⑤ 中药饮片库和中药材库。

⑥ 特殊药品库（柜）。

⑦ 危险品库。

⑧ 非药品库。

（2）药品分库

① 按照验收员注明的储存条件或药品包装标签“贮藏”项下注明的储存条件，将标明常温储藏的药品放入常温库；将标明阴凉储藏或存放于凉暗处的药品放入阴凉库；将标明冷藏的药品放入冷藏库。

② 将易串味药品放入易串味库，易串味药品包括以下几类。

a. 口服类：人丹、藿香正气水（液、胶囊）、十滴水、麝香保心丸、速效救心丸、胆舒胶囊、肚痛整肠丸、正露丸等。

b. 外用贴膏类：麝香跌打风湿膏、麝香关节止痛膏、麝香解痛膏、麝香壮骨膏、麝香追风膏、壮骨麝香止痛膏、伤湿止痛膏、伤湿祛痛膏、辣椒风湿膏、少林跌打风湿膏、烧伤药膏、狗皮膏、关节止痛膏、活血解痛膏、天和骨痛膏、田七镇痛膏、通络去痛膏、肤疾宁贴膏、附桂风贴膏、骨友灵贴膏、天和追风膏、腰肾膏、一正痛消贴膏等。

c. 外用擦剂类：风油精、清凉油、如意油、红花油、保心安油、麝香风湿油、斧标驱风油、宏利活络油、狮马龙红花油、狮马龙活络油、舒筋健络油、强力狮子油、四季平安油、异蚊按摩油、双龙驱风油等。

d. 外用酊剂类：复方土槿皮酊、土槿皮酊、骨康王（骨痛灵酊）、皮炎灵酊、消痛止痛酊、肤阴洁、洁尔阴等。

③ 将麻醉药品、精神药品、医疗用毒性药品、放射性药品放入特殊药品专库或专柜存放。

④ 将中药饮片和中药材分别放入中药饮片和中药材库。

⑤ 将未标有“批准文号 国药准字 H（Z、S、J）××××××××”的物品放入非药品库。

⑥ 将危险品放入危险品库，危险品包括以下几类。

a. 爆炸品：硝酸甘油等。

b. 氧化剂：高锰酸钾、双氧水等。

c. 压缩气体和液化气：环氧乙烷等。

d. 易燃液体：乙醚、乙醇等。

e. 易燃固体：硫磺、樟脑等。

f. 毒害品：醋酸、苯、汞、氯仿等。

g. 腐蚀性药品：盐酸、甲醛等。

h. 药用放射性同位素：钴 60、碘 131 等。

2. 药品分区存放

药品分区存放就是按照管理的要求，再将常温库、阴凉库、冷藏库、易串味库、中药饮片和中药材库储存的药品分为待验区、退货区、合格区、发货区和不合格区存放。

（1）发货区设在阴凉库且面积应较大，常温库可不设发货区，和阴凉库共用一个发货区。

（2）中药饮片和中药材库有零货称取的应设零货称取区。

（3）冷藏库和易串味库至少应有待验区、退货区、合格区（合格区内，为便于管理再将合格区分为整货区和零货区）。

(4) 如仓库不大，可只设一个不合格区，无需温湿度调控设施。

(5) 在合格区内，多数企业又将其分为零货区（非整箱、拆零存放的药品）和整货区（整箱存放的药品）。

(6) 以上各区（库）均应设有明显的标识，并实行色标管理。

① 待验区和退货区为黄色。

② 合格区、零货称取区和发货区为绿色。

③ 不合格区为红色。

3. 药品分类存放

主要在存货较多的合格区，特别是零货区，为便于查找，按照药品的药理和用途将存放的药品分为针剂、片剂、粉剂、水剂四大剂型，再按抗生素类、解热镇痛类、心脑血管类、呼吸系统类、消化系统类、泌尿系统类等分为不同的类别分类存放。

(1) 药品与非药品应分开存放，包括与兽用药、杀虫杀鼠药、消毒剂、保健品等分开存放。

(2) 内服药与外用药应分开存放。

(3) 将易燃、易爆、毒害及腐蚀的药品单独存放在危险品库或与一般药品库房远离的专库凉暗处。

(4) 将性质相抵的强氧化剂与强还原剂、酸类与碱类在保管和运输中应隔离分开。

(5) 将麻醉药品、一类精神药品和毒性药品应实行专库或专柜、双人双锁保管。

腐蚀性药品应置于专门货区、专门货架保管。

(6) 具有特殊气味的药品应存放于易串味库，尤其与吸附力强的药品（药用炭、淀粉、乳糖、葡萄糖、氢氧化铝等）应分开存放，避免近旁、同柜、混合堆放。

(7) 对销售退回的药品，凭销售部门开具的退货凭证收货，存放于退货区（库），由专人保管并做退货记录。验收合格的药品，由保管员记录后可存入合格区（库）；不合格的药品由保管员记录后放入不合格区（库）。

(8) 不合格药品应存放在不合格区（库），并有明显标志。不合格药品的确认、报告、报损、销毁应有完善的手续和记录。

（二）验收养护室

企业应设有符合检验温湿度要求的验收养护室，每个独立区域设置的药品仓库均应设验收养护室，其面积要求如下。

① 大型企业不少于 $50m^2$。

② 中型企业不少于 $40m^2$。

③ 小型企业不少于 $20m^2$。

（三）药品搬运和堆垛

(1) 搬运和堆垛应严格遵守药品外包装图示标志的要求，轻拿轻放，规范操作，严禁摔撞，怕压的药品或包装材质较软的药品应控制堆放高度。

(2) 仓库要按照安全、方便、节约的原则，正确选择仓位，合理使用仓容。

(3) 药品与仓间地面、墙、顶、散热器之间应有相应的间距或隔离设施，药品垛堆也应留一定的距离，即保持“五距”操作：垛间距不小于 5cm，垛与墙的间距不小于 30cm；垛与屋顶（房梁）间距不小于 30cm；垛与散热器或供暖管道间距不小于 30cm；垛与地面的间距不小于 10cm。照明灯具下方如堆放药品，其垂直下方与货垛的水平间距不小于 50cm。

(4) 药品应按批号集中堆放，一个批号占据一个堆位，同品种不同批号的药品不能混放，按批号及有效期远近依次或分开堆码，并有明显标志。

（5）药品应按品种相对集中堆放，不同品种的药品不得混垛，防止发生错发混发事故。

（6）外包装相似、易混淆的药品，货垛应分开一定的距离或采取有效的分隔、识别措施，防止混药。

（7）药品堆垛时，应保证包装箱的品名、批号等内容易于观察和识别，以便于仓库管理和质量控制。

（8）药品堆码应布局适当，堆码合理，整齐、牢固、无倒置现象。

（四）药品在库贮存中质量问题的处理

① 保管员发现在库药品存在质量问题或对质量有疑问，应及时向养护员提出，并协助向质量管理部门报检。对库内悬挂黄色标志牌的药品，停止发货，不得出库。

② 在库药品经质量管理部门确定为不合格品时，保管员应及时将该品种从合格品区移到不合格品区，同时向不合格品管理员移交，由不合格品管理员做不合格品记录。

③ 已办理报损手续并需要销毁的不合格药品，须在质量管理部门监督下进行，不得自行处理。

④ 保管员应积极配合养护员做好有效期在一年以内的药品监控、报警工作。

⑤ 保管员应在养护员的指导下对药品合理贮存，并配合养护员做好库内贮存环境、贮存条件的控制工作。

三、药品养护

（一）药品的养护措施

1. 避光措施

药品在库贮存期间应尽量置于阴暗处，凡能透光的门、窗应悬挂布帘进行遮光，特别是一些大包装药品，在分发之后剩余部分药品应及时遮光密闭，防止光照。

2. 降温措施

温度过高，能使许多药品变质失效。因此，必须保持药品贮存期间的适宜温度。具体措施如下。

① 对于普通药品，当库内温度高于库外（必须是库外温度和相对湿度都低于库内时），应启开门窗通风降温。

② 装配有排风扇等通风设备的仓库，可启用通风设备进行通风降温。

③ 不宜使用开门窗和启用通风设备逆风降温时，应启用空调降温。

3. 保温措施

温度过低亦可引起某些药品变质，特别是针剂、乳剂在严冬季节要做好保温措施。在严冬季节应启用空调或用暖气保温。

4. 降湿措施

除湿方法有通风降湿、密封防潮、用除湿机和空调设备除湿。

① 通风除湿：一般在库外天气晴朗，空气干燥时，打开门窗进行通风。

② 密封防潮：为了防止外界空气中潮气入侵库内，可采用封闭门窗缝隙，必要时，在进出通道挂上厚棉帘。

③ 除湿机吸湿和空调除湿：当库内空气湿度过高，室外气候条件不适宜通风降湿时，应采用除湿机吸湿和启用空调除湿。

5. 升湿措施

当库内湿度超过或达到低限，可采取下列措施提高湿度。

① 在库内地面洒水或用喷雾设备喷水。

② 库内设置盛水容器，贮水后自然蒸发。

6. 防鼠措施

① 堵塞门窗空隙及其他一切可能窜入老鼠的通道。

② 库内无人时，应随时关好库门、库窗，特别是夜间。

③ 采用电猫、鼠夹或粘鼠板等工具，加强库内灭鼠。

④ 加强库外鼠害防治，仓库四周应保持整洁，不要随便乱堆、乱放杂物，以消灭鼠源。

7. 防火措施

① 建立严格的防火岗位责任制。

② 库内外应有防火标记或警示牌。

③ 备足消防器材，仓库设置消防栓、消防泵、消防水池。

8. 库房温、湿度的监测

保管员应在养护人员的指导下，做好库房温湿度的监测和调控工作，每日上午 9：00 和下午 3：00 各一次定时对库房的温湿度进行观察，并予以记录（见表 14-1）。如果所测温湿度与要求不符，要及时采取措施，使之符合要求。保持常温库的温度范围是 2～30℃，相对湿度为 35%～75%；阴凉库的温度范围是 2～20℃，相对湿度为 35%～75%；冷藏库的温度范围是 2～10℃，相对湿度为 35%～75%。并且，不能等到温湿度到临界点再调控，常温库应在温度降至 2℃或升至 28℃，阴凉库升至 18℃，冷藏库在温度降至 4℃或升至 8℃，相对湿度降至 37%或升至 73%时，就应及时调控，才能保证库房的温湿度符合要求。

表 14-1　温湿度记录表　　　　　　　　　年　月

日期	上午						下午					
	时间	温度	相对湿度	采取措施	采取措施后的温度	记录人	时间	温度	相对湿度	采取措施	采取措施后的温度	记录人
1												
2												
3												
4												
5												
6												
7												
8												
9												
10												
11												
12												
13												
14												
15												
16												

续表

日期	上午						下午					
	时间	温度	相对湿度	采取措施	采取措施后的温度	记录人	时间	温度	相对湿度	采取措施	采取措施后的温度	记录人
17												
18												
19												
20												
21												
22												
23												
24												
25												
26												
27												
28												
29												
30												
31												

注意干湿球温湿度计下端的水槽要加纯净水，不得缺水，不然就只是干球温度计而不是干湿球温湿度计了。查找相对湿度方法有三种。

（1）附坐标图的干湿球温湿度计　应用干球的温度减去湿球的温度，得出的差值，在所给的坐标图上作为横坐标，用干球温度作为纵坐标，在横纵坐标交点处就是相对湿度。

（2）中间带旋转轴的干湿球温湿度计　应用干球的温度减去湿球的温度，得出的差值，在温湿度计中间的旋转轴上作为横坐标，用干球温度作为纵坐标，在旋转横纵坐标交点处就是相对湿度。

（3）带内外圆盘的干湿球温湿度计　旋转内圆盘，将内圆盘湿球的温度对准外圆盘干球的温度，反方向指向的就是相对湿度。

仓库温湿度测调及管理系统每小时记录一次温湿度，监控点温湿度超过要求的范围（常温库应在温度降至2℃或升至28℃，阴凉库升至18℃，冷藏库在温度降至4℃或升至8℃，相对湿度降至37%或升至73%时）自动报警。仓库保管员或养护员听到报警后，应抓紧调控。

（二）药品养护检查

1. 连锁公司仓库一般药品的检查

每季度进行一次全面检查。连锁药店公司仓库对在库3个月以上的药品实行“三三四”检查法（即每季的前2个月各检查在库药品的3/10，后一个月检查4/10，当季将在库药品检查一遍）。对易变质品种、储存2年以上的品种和首营品种每月检查一次。一般品种入库后第4个月必须检查，重点养护品种入库后第2个月必须检查。检查时，做出详细的养护检查记录。陈列药品应每月检查一次，并做好记录（见表14-2）。

表 14-2　库存药品质量养护记录

编号　　　　　　　　　　　　　　　　　　　　检查日期：　　年　月　日

日期	货位	通用名称	商品名称	规格	生产企业	批准文号	批号	有效期至	单位	数量	质量情况	养护措施	处理结果	备注

养护员：

为避免漏检，应严格按照每个货架、货垛顺时针的顺序检查。检查内容以包装情况、外观性状为主。对由于异常原因可能发现问题的药品、易变质品种、储存期 2 年以上的品种、近效期不超过一年的药品、已确认为不合格药品的相邻批号或其他认为应检查的品种，需抽样到质管部门确认。

2. 连锁公司仓库重点养护品种的检查

(1) 重点养护品种的范围，由企业质量管理部门确定，一般包括以下几种

① 首营品种。

② 质量不稳定（易变质）品种。

③ 近效期药品。

④ 储存时间较长的品种。

⑤ 近期内发生过质量问题的品种。

⑥ 发生过质量问题的相邻品种。

⑦ 药监部门重点监控的品种。

(2) 重点养护品种的提出和确认，一般由养护员根据企业经营的品种情况，每月提出一次，报质量管理部门确认。

(3) 重点养护品种的养护　重点养护品种每月养护检查一次，企业要设立重点养护品种记录，每个品种一张。内容包括该品种的品名、规格、剂型、批准文号、生产企业等基本情况和养护时间（月、日）、产品批号、质量情况等质量养护记录。

3. 零售药店药品的检查

(1) 仓库内的药品，每季度养护检查一次。入库后第 4 个月必须检查。

(2) 营业场所陈列药品，每月检查一次，药品购进后第 2 个月必须检查，并记入《陈列药品养护记录》(见表 14-3)。

此外，一般每年 6 月末和 12 月末各对库存药品进行一次半年和全年的全面检查。

4. 突击检查

一般在汛期、雨季、霉季、高温、严寒或发现有质量变化苗头的时候临时组织对库存药品进行全部或局部检查。检查的内容和要求。

(1) 检查的内容

① 有无过期失效药品。

表 14-3 陈列药品养护记录

养护时间	存放地点(柜组)	主要品种及数量	质量状况	养护人	备注

填写说明：

1. 存放位置的填写：可填写记录柜台或货架的编号。
2. 养护品种的填写：前面写明 2～3 个具体品种的名称，后面写明等该柜台或货架总共存放的药品品种数量即可。
3. 质量情况的填写：合格（不合格）或正常。

② 药品外形形状是否正常，有无变色、混浊、沉淀、龟裂、粘连、发霉、虫蛀等现象。

③ 药品包装有无破损、潮湿、变形现象。

④ 药品有无倒置堆放现象。

⑤ 药品是否分类存放，货位编号、货垛堆码、货垛间距是否符合要求。

⑥ 库房内的温、湿度情况。

⑦ 库存药品的存放条件情况。

（2）检查的要求

① 检查时要做好详细记录，要求查一个品规记录一个，做到边检查边整改，发现问题及时处理。

② 检查完毕，要对检查情况进行综合整理，写出养护检查小结，作为养护分析的依据和研究药品质量变化的资料。

③ 药品养护员要结合检查工作不断总结经验，应按季度汇总、分析和上报养护检查、近效期或长时间储存的药品的质量信息。不断提高在库药品保管养护的工作水平。

④ 企业应建立药品养护档案。

（三）药品在养护中发现质量问题的处理

（1）保管员发现在库药品存在质量问题或对质量有疑问，应及时向养护员提出，并协助向质管部报检。对库内悬挂黄色标志牌的药品，应停止发货，不得出库。

（2）在库药品经质管部确定为不合格品时，保管员应及时将该品种从合格品区移到不合格品区，同时向不合格品管理员移交，由不合格品管理员做不合格品记录。

（3）已办理报损手续并需要销毁的不合格药品，须在质量管理部监督下进行，不得自行处理。

（4）保管员应积极配合养护员做好有效期在一年以内的药品监控、报警工作。

（5）在养护检查中发现质量有疑问药品，应在该品种的货垛上挂黄牌标志，通知连锁药店配送中心停止开票，同时填报确认单，连同样品报质量管理部门确认。如确认为合格品，养护员凭质量管理部门的确认单办理解停手续，摘下黄牌，通知连锁药店配送中心开票配送。如确认为不合格药品，养护员凭质量管理部门的确认单协助保管员将该品种向不合格药品管理员移交，该品种从合格品库移到不合格品区，挂红色标志。

（四）重点品种的养护

确定重点养护品种并建立养护档案。对一些在规定的储存条件下仍易变质的品种等，可作为重点养护对象，养护员拟列出重点养护的品种，填报重点养护品种确认表报质量管理部门确认。质量管理部门确认后，建立重点养护品种档案表，以后每月检查一次药品的外观质量，并做好重点养护检查记录，该品种发现问题，应详细填入重点品种档案表中。

（五）养护技术与设备

学习先进的养护技术，使用科学的养护方法，正确使用养护设备，对养护设备在使用过程中随时检查，对养护设备、仪器年终进行一次全面检查、维修和保养，并做好设备使用、维修和保养维护记录。

（六）电脑有效期报警

仓库应在电脑上设效期报警。对有效期一年以内的药品实行监控，并按月填写有效期药品催销表，连锁药店应报配送中心和质量管理部门。有效期在 6 个月内且数量多、价值高的产品应挂近效期警示牌，连锁药店同时还应报总经理室，以便协调、督促尽快销售或退厂处理。对已过有效期的药品，从失效之日起，填写不合格药品确认表报连锁药店质量管理部门，同时通知配送中心停止开票，协助保管员，将该品种向不合格品管理员移交，该品种从合格品区移到不合格品区，挂红色标志。

（七）养护小结

养护员每季度应对养护检查情况和重点养护品种情况进行质量信息汇总、分析，做出养护小结，并于每季度过后的 5 日内上报质量管理部门。药品储存与养护流程（见图 14-1）。

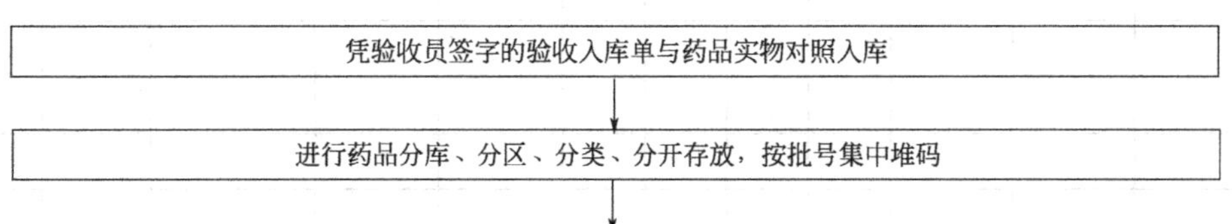

① 每天上、下午对库房温湿度进行监测和记录

② 对近效期6个月内的药品实行催销

③ 对贮存3个月以上药品实行“三三四”检查

④ 确定重点养护品种，如易变质、首营、近效期、长时间贮存品种等重点养护

⑤ 对易变质药品、已发现质量问题的相邻批号药品、可能出现问题药品、贮存时间过长药品进行抽查

⑥ 发现质量问题立即挂黄牌暂停销售，质管部确认后合格的解除黄牌，不合格的移交不合格库

⑦ 每季度写出养护小结，汇总上报

图 14-1　药品储存与养护操作流程图

四、药品出库复核

1. 分拣

保管员按销售部门开出的销售发票提货联或调拨单，逐一核对收货单位名称、票据印章、开票日期、名称、规格、单位、数量、产品批号、厂牌等，在库内拣货配齐药品后移到发货区，并在出库凭证上签章。

2. 复核

保管员分拣后，复核员凭出库凭证所载项目对保管员的拣货逐一进行质量检查和复核。药品出库复核是指对销售、调拨的药品，出库前进行检查，以保证出库的药品数量准确、质量完好的一种有效地监控措施。药品出库必须要复核，并做复核记录，严格执行出库检查和质量复核制度，做到以下几点。

(1) 坚持“三查六对”制度，即查购销单位、查发票印鉴、查开票日期；对货号、药品名称、规格、单位、数量和包装。

(2) 掌握“四先出”原则，即先产先出、先进先出、易变先出、近期先出。

(3) 药品出库复核时应做到“四个停止发货”

① 包装内有异响和渗漏的药品停止发货。

② 外包装破损、封口不牢、衬垫不实和封条严重损坏的药品停止发货。

③ 包装标识模糊不清或脱落的药品停止发货。

④ 超过有效期的药品停止发货。

⑤ 其他不得销售的药品。

(4) 复核完成后，复核人员在发货凭证“复核”项下签字或盖章，并要做好复核记录（见表 14-4）。麻醉药品、第一类精神药品和毒性药品应双人复核。

表 14-4　药品出库复核记录

序号	出库日期	通用名称	商品名称	剂型	规格	数量	批号	有效期至	生产企业	购货单位	质量情况	备注

发货人：　　　　　　　　　　　　复核人：

3. 零货拼箱

发出药品的包装应完整，能保证药品质量和运输安全。拼箱药品不得超过 2 个批号，并且拼箱内应有拼箱单，液体药品不能同固体药品混装。拼箱药品如用原药品包装箱应把原包装箱上的标签覆盖，所发药品的包装上应加写鲜明的标示，注明收货单位，必要时还应注明“不要倒置”、“小心轻放”、“防潮”、“防热”等字样。

4. 发货

复核员确认质量完好、数量准确后，方可交给客户，客户在出库凭证上签字，复核员在出库凭证上签章。

客户当场提货时，复核员签章完毕后，收回客户的交款单，经核对无误后，当时将客户联、随货同行联，连同药品一并交给客户，并协助客户清点数量，同时督促客户在出库凭证上签字。

需要送货的，复核员将复核后的药品逐品种，按数量向送货员点交。

思考题

1. 色标管理的含义是什么？
2. 药库的温度、湿度一天测几次？
3. 药品堆垛要符合“五距”的要求，“五距”的内容是什么？
4. 药品储存与养护操作程序如何？
5. 常温库、阴凉库、冷库的温度、相对湿度范围是什么？
6. 药品出库“四先出”原则是什么？

第十五单元　药店药品销售技能

【课程描述】

本单元是为药店药品销售而开设的专业单元。本单元包括医药商品购销员职业标准、药店药品的陈列、药品的柜台销售、药品销售管理制度、药店工作人员职责五个要素。实施依据为《中华人民共和国药品管理法》、《药品经营质量管理规范》、卫生部《处方管理办法（试行）》、《药品流通监督管理办法（暂行）》等法律、法规。

【学习要点】

医药商品购销员具有职业标准，应取得职业证书，凭证上岗。药店药品的陈列具有一定的原则，药品的柜台销售分为处方药品销售和非处方药品销售，要做好售前准备、售中服务和售后服务工作，药店应有药品销售管理制度，药店人员要有岗位职责。

一、医药商品购销员职业标准及相关要求

1. 职业标准

根据《中华人民共和国劳动法》的有关规定，为了进一步完善国家职业标准体系，为职业教育培训提供科学规范的依据，劳动和社会保障部委托原国家药品监督管理局组织有关专家，制定了《医药商品购销员国家标准》，经劳动和社会保障部批准，自 2002 年 2 月 11 日起执行。《医药商品购销员国家标准》以《中华人民共和国职业分类大典》(40-01-99-01 医药商品购销员从事医药商品采购、供应、销出及咨询服务的人员。医药商品购销员从事的工作主要包括：①按采购计划及市场需求情况，与生产、批发企业签订供货合同，购进医药商品，并填写、传递有关凭证；②了解市场信息，运用营销方法与销售对象接洽，签订供货合同，进行供货合同管理，及时回收货款，并进行推广新品、介绍代用、调剂余缺、缺货登记工作；③根据处方或用户需要，管理医药商品，填制、传递销售凭证，为用户提供咨询服务；④严格按《中华人民共和国药品管理法》等国家法律、法规及有关规定，采购、供应、销售特殊药品）为依据，对医药商品购销员职业的活动范围、工作内容、技能要求和知识水平作了明确规定。

医药商品购销员国家职业标准见附录 3。

2. 职业证书的获得

基本文化程度为具备高中毕业（或同等学力），通过参加全日制职业学校正规培训达标准学时数，并取得初级、中级、高级毕（结）业证书，或者其他符合条件的都可以申请参加本职业的职业技能鉴定。通过理论知识考试和技能操作考核合格者，发给医药购销员相应的初级、中级、高级职业证书。

3. 基本要求

要求从业人员具备药学的职业道德操守，具备《中华人民共和国药品管理法》等有关法律、法规知识，具备药学基本知识和安全工作知识等。

4. 工作要求

医药购销员职业标准对初级、中级、高级的技能标准都做了具体要求，且依次递进，高级别涵盖低级别的要求。

二、药店药品的陈列

药店药品陈列总的要求是陈列药品的货柜和橱窗清洁、卫生，防止人为污染；陈列的药品外观质量合格，不得有过期失效和淘汰药品，标签不得有脱落现象；药品按用途或剂型分类陈列；处方药和处方药分柜陈列；危险品不应陈列，如需陈列，可陈列空包装或代用品；拆零药品集中存放在拆零专柜，并保留原包装的标签；中药饮片应陈列于中药饮片柜。

（一）药品陈列的标识

药店药品陈列的货架、柜台销售柜组应标志醒目，应有如下标识。

（1）标有“非药品”或“保健食品”、“医疗器械”的非药品柜标识。

（2）标有“外用”字的外用药品柜标识。

（3）标有“处方药”的处方药柜标识。

（4）标有“OTC非处方药”的非处方药柜标识。

（5）标有“拆零药品专柜”的拆零药品柜标识。

（6）标有“异串味药品专柜”的异串味药品柜标识。

（7）标有“不合格药品存放处”的不合格药品存放处标识。

（8）标有“退货药品存放处”的退货药品存放处标识。

（二）药品陈列的原则

（1）药品与非药品分开。

（2）外用药与内服药分开。

（3）处方药与非处方药分开。

（4）异串味药品与一般药品分开　异串味药品是指药品成分中含有芳香类、易挥发等物质的药品。常见的有以下几类。

① 内服制剂：人丹、藿香正气水（液、胶囊）、十滴水、速效救心丸、正露丸等。

② 外用贴膏：狗皮膏、关节止痛膏、伤湿止痛膏、风湿膏、追风膏、骨痛膏等。

③ 外用擦剂：风油精、红花油、清凉油、风湿油等。

④ 外用酊剂：皮康王、皮炎宁酊、止痛酊、肤阴洁、洁尔阴等。

（5）分类摆放　按剂型、药理作用或用途分类摆放。按剂型分成针剂、片剂、水剂、粉剂；按药理作用或用途分成抗生素类、消化系统类、心血管系统类、解热镇痛类、止咳平喘类、镇静催眠类等。

（6）拆零药品的陈列　拆零药品应集中存放于拆零专柜，标有“拆零药品专柜”的拆零药品柜标识，并保留原包装标签。拆零的包装和工具应清洁卫生，销售药品时要在药袋上写明药品名称、规格、批号、有效期、用法用量、药店名称，还要向顾客正确介绍药品的性能、用法用量及注意事项。销售完要填写拆零药品记录，药品拆零不做销售记录，只在每种药品放入拆零专柜时记录放入的时间、药品名称、生产企业、规格、批号、有效期、责任人等，当该瓶药品拆零销售完时，在备注项记录销售完成的时间。

(7) 危险品不予陈列　危险品不应陈列，如因需要必须陈列时，只能陈列代用品或空包装。常见的危险品主要是高浓度的双氧水、高锰酸钾、酒精等。

(8) 非处方药以采用开架陈列，处方药严禁开架陈列。

(9) 中药饮片装斗前应做质量复核，不得错斗、串斗，防止混药，斗前应正名正字。

(10) 上柜陈列药品的检查　上柜陈列药品要按月检查并记录，发现有质量问题要及时撤出柜台、货架并向质量管理部门汇报。

(三) 药店药品常用的分类陈列方法

1. 化学药品

(1) 抗生素　青霉素类，如青霉素、阿莫西林等；头孢菌素类，如头孢氨苄等；喹诺酮类药物，如诺氟沙星、氧氟沙星等；抗病毒药，如阿昔洛韦、利巴韦林等；抗真菌药，如咪康唑、制霉菌素等。

(2) 抗寄生虫病药　抗疟药，如青蒿素；驱虫药，如阿苯达唑；抗阿米巴病药，如甲硝唑等。

(3) 作用于中枢神经系统药　解热镇痛药，如对乙酰氨基酚、阿司匹林等；中枢兴奋药，如尼可刹米等；镇静催眠药，如地西泮等；抗惊厥药，如硫酸镁注射液等。

(4) 局部麻醉药　如普鲁卡因、利多卡因等。

(5) 作用于植物神经系统的药物　拟胆碱药和抗胆碱药，如新斯的明、阿托品等；拟肾上腺素药和抗肾上腺素药，如肾上腺素、酚妥拉明等。

(6) 作用于循环系统的药物　抗高血压药，如卡托普利等；强心苷，如毒毛花苷 K 等；抗心绞痛药及动脉粥样硬化药，如硝酸甘油等；抗心律失常药，如奎尼丁、普萘洛尔等。

(7) 作用于泌尿系统的药物　利尿药与脱水药，如氢氯噻嗪、螺内酯、甘露醇等。

(8) 作用于消化系统的药物　助消化药，如乳酶生；治疗消化性溃疡药，如雷尼替丁等；泻药及止泻药，如液体石蜡及地芬诺酯等；保肝药，如联苯双酯等。

(9) 作用于呼吸系统的药物　镇咳药，如喷托维林；祛痰药，如标准桃金娘油、溴己新等；平喘药，如氨茶碱等。

(10) 血液及造血系统药物　抗贫血药，如硫酸亚铁等；抗凝血药及促凝血药，如肝素、华法林、维生素 K、氨甲苯酸等；血容量扩充药，如右旋糖酐等。

(11) 抗组胺药　H_1 受体阻断药，如苯海拉明、氯苯那敏等。

(12) 激素类药物　肾上腺皮质激素类药物，如地塞米松等；胰岛素及其他口服降血糖药，如胰岛素、甲苯磺丁脲等。

(13) 维生素类　维生素 A、维生素 D 属药物、维生素 B 属药物、维生素 C 等。

(14) 其他外用药　如尿素软膏等。

2. 中成药

(1) 感冒用药　风寒感冒用药，如小柴胡颗粒、午时茶颗粒等；风热感冒用药，如银翘散、抗病毒口服液等；体虚感冒用药，如玉屏风散等。

(2) 咳嗽用药　寒咳用药，如半夏露、止嗽散等；热咳用药，如川贝枇杷糖浆、急支糖浆等；燥咳用药，如百合固金丸、养阴清肺膏等。

(3) 暑病用药　如藿香正气口服液、十滴水软胶囊等。

(4) 痹证用药　如天麻丸、独活寄生合剂等。

(5) 胸痹用药　如速效救心丸、复方丹参滴丸等。

(6) 胃脘胀痛用药　如胃苏颗粒、香砂养胃丸等。

(7) 伤食用药　如保和丸、大山楂丸等。

(8) 便秘用药　如麻仁丸、麻仁润肠丸等。

(9) 不寐用药　如天王补心丹、朱砂安神丸等。

(10) 实火证用药　如三黄片、牛黄解毒丸、安宫牛黄丸等。

(11) 气虚用药　如补中益气丸、人参健脾丸等。

(12) 血虚用药　如当归补血口服液、阿胶补血颗粒等。

(13) 阴虚用药　如六味地黄丸、知柏地黄丸等。

(14) 阳虚用药　如桂附地黄丸、肾宝合剂等。

(15) 妇科用药　如乌鸡白凤丸、逍遥丸等。

(16) 儿科用药　如小儿感冒颗粒、启脾丸、夜尿宁丸等。

(17) 五官科用药　如鼻窦炎口服液、复方草珊瑚含片、杞菊地黄丸、西瓜霜润喉片、珍珠明目滴眼液等。

(18) 皮肤科用药　如脚癣一次净等。

(19) 伤科用药　如云南白药、红花油等。

3. 中药饮片

大型药店或配备中药技术人员如中药师（或中药士）的中型、小型药店可以考虑经营中药饮片。一般来说，中药饮片占药店总收入的份额比较小，管理起来也比较复杂，中型、小型药店可以不经营。

中药饮片的摆放应在中药橱的药斗中。中药斗谱的内容可参见第七单元二、中药的摆放相关内容。

目前已有厂家开始生产中药饮片颗粒，已经用于临床。这种颗粒制剂由中药原药材提取出来，分装于小塑料袋中，每个品种都有不同规格，可以根据医师的处方进行调配。它的特点是省去了患者煎药的麻烦，便于出差携带，可以随时冲服，缺点是价格较贵。

4. 保健食品

保健食品是受国人欢迎的传统产品，药店要设保健食品专柜摆放。这类产品如黑芝麻、党参、桔梗、淡豆豉、姜、酸枣仁、菊花、枸杞子、莲子、火麻仁、代代花、玉竹、甘草、白芷、白果、白扁豆等，以及各种人参制品、蜂王浆制剂、补钙制剂、减肥制剂、补肾壮阳制剂、降糖制剂、补血制剂、增强智力制剂等。

5. 医疗器械

药店设医疗器械专柜，经营家庭常用的医疗器械，如绷带、棉签、胶布等敷料类以及血压计、体温表和家用理疗仪器等。

6. 化妆品

一些大型、中型药店都设有化妆品专柜，经营一些适销对路的化妆品。

三、药品的柜台销售

(一) 售前准备

工作人员应提前到班，按时到岗，工作服装统一、清洁，胸前佩戴服务卡。应做好上岗前营业准备工作，如领取药品等，并摆放归位，校正天平等衡器，搞好清洁工作，准时开门营业等。工作中要求举止大方、得体，站立迎客。

(二) 药品的销售

营业人员应责任心强，业务熟练。应熟悉所售药品的规格、功效、主治及有关法律、法规、制度，坚持因病发药、因病荐药，向顾客正确介绍药品的功能、用途、用法、用量、禁忌、不良反应及注意事项，严防差错事故的发生。药品不能以有奖销售或馈赠礼品的形式进行销售。

1. 非处方药的销售

程序：选药（自选、向药师咨询或药师推荐）开药品销售单→收费→发药→介绍药品用法（营业员或药师正确介绍药品）五个环节。

（1）选药　OTC药品的销售可以采用开架自选的形式进行销售，消费者可以自行选购，不需要医师开写处方。驻店执业药师、药师或药品营销员应对药品的购买、使用以及注意事项给予适当指导。当顾客表明想购买的药品时，营业员应尽快出示药品，既要出示价格高的药品，又要出示价格低的药品，但出示的品种不宜过多。在出示药品的同时应实事求是地向顾客提供有用的信息，列举不同药品的特点，供顾客挑选。如顾客购买医疗器械，还要给顾客现场进行功能演示，帮助顾客了解产品的性能。

乙类非处方药经药品管理部门批准，可以在超市、大型商场销售。

（2）开药品销售单　消费者选好药品，营业员开具药品销售单，一式两份（见表15-1）。

（3）收费　凭营业员开具的药品销售单到收银台交费，凭收银台盖章的销售单到柜台取药。

收取货款要做到“三唱一复”，即唱价——确认顾客所购药品的价格；唱收——确认所收顾客现款金额；唱付——确认找给顾客余款余额；一复即复核。

（4）发药　营业员凭收银台盖章的销售单逐一核对品名、生产厂商、规格、批号和数量，然后发药。

（5）介绍药品用法　患者取药后，营业员或药师应正确全面地向顾客介绍药品的用法、用量、不良反应、禁忌、注意事项等，指导患者合理用药。

表15-1　药品销售票据

销售收款票　　　　　　年　月　日

编码	品名	生产厂商	产品批号	规格	数量	单位	单价	金额					
								千	百	十	元	角	分
收款员____________	开票员____________						合计						

2. 处方药的销售

目前SFDA公布了4000余种非处方药，还有5000种左右药品为处方药，如果全部按处方药严格管理必须凭处方销售，目前药店还没有这么多的药师和精力。因此，SFDA对于处方药采取两种管理办法，即规定11大类处方药必须凭处方销售，其余的处方药可暂不凭处方销售，采取药师咨询登记销售的办法。

（1）必须凭处方销售的处方药的销售　SFDA规定11大类处方药必须凭处方销售：注射剂、医疗用毒性药品、第二类精神药品、9大类不得经营药品以外按兴奋剂管理的药品（如地塞米松、普萘洛尔等）、精神障碍治疗药（包括抗精神药、抗焦虑药、抗狂躁药、抗抑郁药，如奋乃静、卡马西平、氯丙嗪、苯妥英钠等）、抗病毒药（逆转录酶抑制剂和蛋白酶抑制剂如，贺普丁等）、肿瘤治疗药、含麻醉药品的复方口服液（如联邦止咳露等）、曲马多制剂、未列入非处方药目录的激素及其他有关药物、未列入非处方药目录的抗菌药、国家公布的其他必须凭处方销售的药品。

销售程序包括收方、审方→计价、收费→调剂→发药→处方保存记录五个环节。

处方的收方、审核、计价、发药以及安全用药指导，由具有药师以上的药学技术人员负责。

① 收方、审方：药师从患者手中接过处方并进行审核。

审核处方前记，包括医疗、预防、保健机构名称，处方编号，患者姓名、性别、年龄、门诊或住院病历号，科别或病室和床位号，临床诊断、开具日期等。

重点审核以下内容。

A. 患者姓名：姓名应与病历记载一致，应是全名，一张处方只限一名患者。

B. 年龄：年龄写实足年龄，不能写"成人"、"老年人"等，婴幼儿写日龄、月龄。

特别应注意婴幼儿、儿童和 60 岁以上的老年人，因为这些人的用药剂量和一般成年人不一样，剂量要准确，不然容易出事故。

C. 性别：要特别注意女性，女性妊娠期、哺乳期、月经期等用药有禁忌，不然也容易出事故。

D. 开具日期：处方日期要求当日有效，特殊情况下需要延长有效期的，由开具处方的医师重新签字，最长不得超过 3 天。

审核处方正文，以 Rp 或 R（拉丁文 *Recipe*"请取"的缩写）表示，分列药品名称、规格、数量、用法用量。

重点审核以下内容。

A. 药品名称：药品名称以《中华人民共和国药典》收载和国家食品药品监督管理局颁布的《中国药品药品通用名称》为准，对同一处方的商品名称要鉴别是否是同一种药品，防止重复用药。

化学药品、中成药、中药饮片要分别开具处方。

化学药品、中成药处方，每一种药品须另起一行。每张处方不得超过 5 种药品。

中药饮片处方的书写要按"君、臣、佐、使"的顺序排列；药物调剂、煎煮的特殊要求注明在药品之后上方，并加括号，如布包、先煎、后下等；对药物的产地、炮制有特殊要求，应在药名之前写出。

处方一律用规范的中文或英文名称书写。医疗、预防、保健机构或医师、药师不得自行编制药品缩写名或用代号。

开具处方后的空白处应画一斜线，以示处方完毕。注意是否有添加药品的现象。

B. 规格、剂型：规格指药品中主要成分的含量。特别对于婴幼儿、儿童和 60 岁以上的老年人要审核规格是否正确，检查药品剂型、给药途径是否正确。

a. 剂量：处方中的药品剂量是否与药品说明书中的剂量一致，特殊情况下需要超剂量使用时，应注明原因并在剂量旁再次签名。

处方一般不得超过 7 日用量；急诊处方一般不得超过 3 日用量；对于某些慢性病、老年病或特殊情况，处方用量可适当延长，但医师必须注明理由。精神药品、医用毒性药品等特殊药品的处方用量应当严格执行国家有关规定（第二类精神药品一般不得超过 7 日常用量，医疗用毒性药品不得超过 2 日极量）。

药品剂量与数量一律用阿拉伯数字书写。剂量应当使用公制单位，重量以克（g）、毫克（mg）、微克（μg）、纳克（ng）为单位；容量以升（L）、毫升（ml）为单位；以国际单位（IU）、单位（U）计算。片剂、丸剂、胶囊剂、颗粒剂分别以片、丸、粒、袋为单位；溶液剂以支、瓶为单位；软膏及霜剂以支、盒为单位；注射剂以支、瓶为单位，应注明含量；饮片以剂或副为单位。特别注意婴幼儿、儿童和 60 岁以上的老年人的剂量是否准确（见表 15-2）。

表 15-2 儿童和 60 岁以上的老年人折合成人剂量表

年 龄	折合成人剂量	年 龄	折合成人剂量
新生儿～1 月龄	1/18～1/14	4～6 岁	1/3～2/5
1～6 月龄	1/14～1/7	6～9 岁	2/5～1/2
6 月龄～1 岁	1/7～1/5	9～14 岁	1/2～2/3
1～2 岁	1/5～1/4	14～18 岁	2/3～全量
2～4 岁	1/4～1/3	60 岁以上	3/4

b. 合理用药：审核处方用药是否与诊断相符。

审核是否有潜在临床意义的药物相互作用和配伍禁忌。对有配伍禁忌或相互作用的处方，应当拒绝调配。必要时，经处方医师更正或者重新签字，方可调配。

处方中有过敏药物时，凡说明书中提示"对青霉素过敏者禁用"的口服制剂（如胶囊剂、片剂、颗粒剂等），用前需做青霉素钠皮试，皮试阴性者才能用药，皮试阳性者禁用，对处方医师是否注明过敏试验及结果的判定。

处方中如有磺胺类药品（包括含磺胺类药品的复方制剂），应询问患者是否对磺胺类药物过敏，有对磺胺类药物过敏史者禁用，需让医师改用其他药品。

审核给药途径是否恰当，应口服，还是含服、外用。

审核药品的用药时间及用药间隔时间是否合理。

审核处方后记，包括医师签名和/或加盖专用签章、药品金额以及审核、调配、核对、发药的药学专业技术人员签名。

重点审核以下内容。

A. 审核医师签名和/或加盖专用签章是否真实合法。该医师是否为该医院在职的执业医师或执业助理医师，是否有处方权，是否为本人或家属开处方。

B. 审核处方的真假。处方用纸的颜色，麻醉药品处方、急诊处方、儿科处方、普通处方印刷用纸应分别为淡红色、淡黄色、淡绿色、白色；书写药品名称、剂量、规格、用法、用量要准确，不得使用"遵医嘱"、"自用"、"按说明服"等含糊不清字句；医师利用计算机开具普通处方时，需同时打印纸质处方，其格式同手写处方一致，打印的处方经签名后有效。

经过以上逐条审核后，认为存在用药安全问题时，退回患者，告知处方医师，请其确认或重新开具处方。

药学专业技术人员发现药品滥用和用药失误，应拒绝调剂，并及时告知处方医师，但不得擅自更改或者配发代用药品。

对于发生严重药品滥用和用药失误的处方，药学专业技术人员应当按有关规定报告。

处方审查结论，经过上述严格审查后，对于符合处方管理办法规定的处方，审核药师在处方后记"审核"项下签字或盖章，方可予以计价、调配。不合格的处方不予调配。

② 计价、收费：对于以上通过审查合格的处方，交收款员计算处方药品价格，药品总价$=\Sigma$药品单价$\times$数量。划价、收费在收银台进行。

③ 调配：营业员接到已经审核收款的处方后，首先要从头到尾认真阅览处方，包括药师是否审核签字，收款员是否收款，收款是否与药品实际价格相符，发现问题及时与有关人员联系解决。无误后在处方后记"调配"项下签字或盖章方可进行调配。

药学专业技术人员调剂处方时必须做到"四查十对"，即查处方，对科别、姓名、年龄；查药品，对药名、规格、数量、标签；查配伍禁忌，对药品性状、用法用量；查合理用药，对临床诊断。

药学专业技术人员对于不规范处方或不能判定其合法性的处方，不得调剂。

营业员应对顾客购买的药品进行必要的包装，根据需要做必要的标记。

④ 核对：处方调配完成以后，交由非本处方调配的药师进行核对，无误后进入发药程序。

⑤ 发药：发药时应唱发，即直呼患者的姓名，按照药品说明书或者处方医嘱，向顾客进行相应的用药交代与指导，包括每种药品的名称、用法、用量、注意事项等。按照处方所开具的药品逐一取齐，发给患者。

发药后，营业员应主动向患者表示感谢，并请其对药品的质量放心，同时欢迎患者再次来本店选购药品。

药师发药后，应做好处方保存与记录。一是将审核处方药师和调配药品营业员已签字的处方存放归档。普通处方、急诊处方、儿科处方保存 1 年，医用毒性药品、二类精神药品及戒毒药品处方保留 2 年。处方保存期满后，经药品零售企业主管领导批准、登记备案，方可销毁。二是要认真填写《处方留存记录》(见表 15-3)。

表 15-3　处方留存记录

购药日期	处方来源	开方日期	患者姓名	性别	年龄	门诊号	处方内容	医师	审核药师	调配人员	备注

(2) 登记销售的处方药的销售　登记销售的处方药为除 SFDA 规定的必须凭处方销售的 11 大类处方药以外的处方药。当顾客前来购买可不用处方销售的处方药时，当班药师应认真询问顾客购药的意图、患者的症状、病史、是否有用药过敏史等，依据药品的药理作用和适应证提供咨询意见、推荐药品，由顾客确认购药品种，然后进行计价、收费、调配、发药。

营业员发药后，应填写《处方药登记销售记录》(见表 15-4)。

表 15-4　处方药登记销售记录

购药日期	药品名称	规格	批号	数量	患者姓名	性别	年龄	联系方式	诊断结论或病情主诉	告知确认	审核人	调配人

3. 中药饮片处方的调剂

中药饮片处方的调剂程序为收方、审方→计价、收费→调剂→核对→发药→签名。

(1) 收方、审方　中药饮片处方属于处方药类，处方药的处方审查已如前述。还应注意中药饮片有无重开、错名、药味缺分量，有无相反、相畏及妊娠期禁忌药和其他有配伍禁忌药物，如有要通知处方医师修改。若中药饮片处方符合处方规定，药师在处方“审核”项下签字后，进行计价、收费。

(2) 计价、收费

处方总价：Σ每剂价格×剂数。

付款在收银台。

(3) 调剂　准备好戥子、天平、药盘、药袋等调剂工具或包装用品，处方放于调剂台易于观察之处。

调配时，要随时参看处方，按每味中药的药名和剂量准确称取，并按照处方先后顺序排列，逐味摆齐，不要堆放在一起。如有体积松泡的中药，如灯心草、通草、竹茹、蝉蜕、夏枯草等，应放于中间位置，以免掩盖它药，不利复核；如有坚硬块大的根及根茎类药材以及果实种子类、矿物类、动物骨甲类、贝壳类药材等，均应捣碎方可投入；如有先煎、后下、烊化、冲服等特殊处理的药材，皆应另包放置，并将用法用量注明于包装上；鲜药以及粘软的药材，亦应另包。

一方多剂时，要求剂量准确，应用称分量，即递减法，使剂量分配均匀准确；在调剂贵重和毒性药材时，要由两人核对调配，以免出现差错；要保持调剂室内以及调配处方的用具、容器、工作台的整洁，在调剂工作完成后，调剂者应详细逐味核对，确认无误后签名，再交负责核对的药学专业技术人员（中药师以上职称）复核；称量时要防止掉药，以免造成浪费。

最后，调剂者签字。

(4) 核对　负责核对的中药师要对调配好的药剂进行一次全面、仔细的核对，以保证药物调剂的质量。要注意调配的药味，称取中药饮片的分量和处方所开的中药饮片是否相符；中药饮片中有无虫蛀、霉变或者该炮制而没有炮制、该打碎而没有打碎；是否做到先煎、后下、包煎、烊化、另煎等药物注明另包的处理要求；贵重药品是否称量准确，自费药是否交款；如有毒性药品，用法、用量是否得当，称量是否准确；处方中有无配伍禁忌。

处方经全面复核无误后，包装于纸袋中，纸袋上写明患者的姓名、药物的煎煮方法。将先煎、后下、烊化等特殊处理的中药饮片分别单包并注明用法用量。

最后，核对者签字。

(5) 发药　发药是调剂工作中的最后一环，发药者将调剂包装好的药剂，应在核对一次无误后，药袋上要写上患者的姓名，发给患者。发药时“唱发”，即叫出患者的姓名，报出药剂的数量，以便最后核实，以防患者拿错药物，发生事故。在排队患者比较多的药店，可采取“发牌排队，按号取药”的措施，这样既不致发错药品，也显得秩序井然。要向患者耐心细致地说明药品的煎煮方法和用法用量，直到患者或家属完全明白为止，以保证患者用药的安全、有效。

最后，发药者签字。

4. 免煎中药饮片颗粒剂的调剂

免煎中药饮片颗粒剂的调剂程序为审查处方→计价、收费→调剂→核对→发药→签名。

(1) 方法一　免煎中药饮片颗粒剂是一种将中药材进行提取、干燥，分装于小塑料袋中，每一小袋上标明相当于原药材的克数。配方时，按照处方上每味中药饮片的剂量，逐一拿取相应的中药饮片颗粒，并按照剂量配齐。例如：某处方开具黄芪 15g，取 1 袋标示量 15g 的黄芪中药饮片，如果是开 7 剂量，那么取 7 袋，每剂一袋即可。以此类推，就可以完成整个处方的调剂。

（2）方法二 免煎中药饮片颗粒剂与上述配法一致，只是有的生产厂家配备了电子计算机控制系统，通过该系统可以完成自动计价、调配的程序。

调剂人员将医师处方开具的中药饮片每一个品种和剂量和取药副数输入电子计算机，点击“确认”后即得处方金额数。付款后，点击计算机得“取药”指令，电子计算机操作系统就会自动取出袋装颗粒，按剂放入塑料盒中，取出，装入中药纸袋中，即可。

免煎中药饮片颗粒剂的优点是使患者省去了煎煮中药的麻烦，患者只需撕开塑料袋，将免煎中药颗粒剂放入杯子中，用开水冲服即可。避免了煎药过程中操作的不规范。尤其适宜患者出差携带。缺点是价格较高，一般工薪阶层和低收入者难以承受，对于许多慢性患者，应考虑药费支出的承受能力。由于是新生事物，临床疗效等尚待进一步验证。

5. 第二类精神药品的销售

（1）一般零售药店不得销售第二类精神药品，只有经批准的连锁门店才能销售第二类精神药品

（2）销售第二类精神药品要凭盖有医疗机构公章的医师处方限量销售，不得超过 7 日常用量。

（3）第二类精神药品不能销售给未成年人。

6. 拆零药品的销售

药品拆零是指零售药店在销售中，根据患者需要数量拆开包装出售。药品法规定药品的包装必须有标签和说明书，患者才可凭借包装标签或说明书的说明正确使用药品。一般一袋药或一瓶药只有一个标签和说明书，拆零销售时有的患者就拿不到标签和说明书，患者不能凭借药品包装标签的内容用药，所以拆零销售药品必须采取专门的销售程序和规定具体如下。

（1）因为拆零药品在销售前已经把包装打开易被污染，所以拆零药品必须存放于拆零专柜，并贴有“拆零药品专柜”的标识。

（2）拆零药品销售时必须配备必要的拆零工具和包装袋，并定期消毒，保证其清洁卫生。

（3）因为拆零药品销售时患者不能直接看到标签和说明书，所以销售人员必须详细介绍药品的性能、用法用量及注意事项。如果记不住标签和说明书的内容，可以看着标签和说明书读给患者听，所以拆零药品必须保留原包装标签和说明书。

（4）为了弥补患者不能凭借标签和说明书使用拆零药品的不足，销售拆零药品时应在药袋上写明药品名称、规格、批号、有效期、用法用量等。

（5）拆零药品销售的操作程序

① 要处方：患者购买处方药时，药店人员首先要索取处方，特别是对列入 SFDA 凭处方销售的处方药，无处方不得销售。

② 审核处方：药师应认真审核处方的内容，重点审核特殊人群用药、配伍禁忌、超剂量用药、重复用药，询问有无过敏史等，审核无误药师签字后方可销售。

③ 开销售凭证写药袋：药师审核签字后，营业员要开具销售凭证，并要写好药袋，内容包括药品名称、规格、批号、用法、用量、有效期、药店名称等

④ 调配处方：拆零药品要先写好药袋再调配，调配时要注意全面认真阅览处方，按序调配。

⑤ 正确介绍仔细交代：发药时要向患者正确介绍药品的性能、适应证、用法用量、禁忌及注意事项。

在实际操作中，药品拆零分为破坏最小包装单元和保留最小包装单元两种情况。破坏最小包装单元的拆零药品应集中存放于拆零药品专柜，并做好拆零记录；保留最小包装单元的拆零药品（如针剂）可集中存放于拆零药品专柜，也可存放于原品种柜台，并做好拆零记录。

(6) 药品拆零记录　药品拆零不做销售记录，只在每瓶（板、袋）药品放入拆零专柜时记录放入的时间、药品名称、生产厂商、规格、批号、有效期、质量状况、经手人等，当该瓶药品拆零销售完时，再记录销售完成的日期（见表15-5）。

表15-5　药品拆零记录

拆开日期	药品名称	剂型	规格	批号	有效期	生产厂商	质量状况	经手人	用完日期

7. 医疗保险患者的购药销售

医疗保险患者购买医保报销药品必须凭《基本医疗保险病历》和《基本医疗保险卡》购买属于医疗保险药品目录内的药品，并要按照医保部门的规定刷卡购买。

8. 含特殊药品复方制剂和含麻黄碱复方制剂的药品销售

药品零售企业销售含特殊药品复方制剂时，处方药应当严格执行处方药与非处方药分类管理有关规定，非处方药一次销售不得超过5个最小包装，并建立真实完整的销售记录。须凭处方销售含可待因复方口服溶液的品种。

药品零售企业销售含麻黄碱复方制剂时，除执行药品分类管理规定外，还须登记购买人员的身份证明，并记录销售情况。品种有新康泰克、白加黑、盐酸伪麻黄碱片、氨酚伪麻那敏片、氨苯伪麻片、布洛伪麻片等。

9. 含兴奋剂药品的销售

药品零售企业销售含兴奋剂药品的要求：一是严禁销售蛋白同化制剂、肽类激素（胰岛素除外）；二是对其他列入兴奋剂目录的药品单方制剂，一律按处方药销售；三是对含兴奋剂药品复方制剂按现行处方药和非处方药分类管理制度执行。品种有克仑特罗、甲睾酮、苯丙酸诺龙、十一酸睾酮等。

（三）药品销售后的登记记录

药品销售后除了要填写《处方留存记录》或《处方药登记销售记录》和销售凭证外，还应按日或按次做好药品销售的登记记录入账，将已销售药品的品名、规格、批号、数量等输入电脑，上传药监部门，根据购进记录和货架柜台陈列药品的数量，检查账、货是否一致。

（四）药品零售企业不得销售的药品

SFDA规定9类药品药品零售企业不得销售：麻醉药品、放射性药品、一类精神药品、终止妊娠药品、蛋白同化制剂、肽类激素（胰岛素除外）、药品类易制毒化学品（如麻黄碱）、疫苗及法律法规规定不得零售的药品。

（五）药品的售中服务

（1）服务公约　药店应具有服务公约，并在营业店堂明示。

（2）文明用语　营业员待客要耐心、热情，面带微笑，举止大方，用语规范，讲普通话，用文明服务用语，不要使用服务忌语。接待顾客时要做到眼疾手快，交易结束时，应与顾客道别，用语自然、得体，注意学会使用肢体语言表达。收银员在收款、找零应唱收、唱付，货款两清，做好交代。

（3）耐心细致　发票应写明品名、规格、数量。便于以后发生药品质量、价格纠纷时保留证据。

（4）便民服务　药店便民服务项目，如代煎、代邮药品等，要对外公布。药店应按要求24h售药，方便群众购药。

（六）售后服务

（1）药品是食用商品，一般售出不予退换。对特殊情况需要退换的商品应搞清原因，必要时要向分管经理汇报解决，要认真处理售出商品质量问题。

（2）在药店店堂内设置公布监督电话和顾客意见簿。对顾客反映的药品质量问题要认真对待，做好记录，给予妥善处理。出现药物不良反应要及时汇报。

（3）药店按规定建立的记录、台账、卡片等，均应按时记录，字迹清楚，按规定期限妥善保管，到期的应经药店负责人批准，并在其监督下销毁。

（4）对一些重点客户或者患者，要进行定期地回访，争取固定的客户，以扩大销售。

（七）营业员服务规范

树立社会主义的荣辱观，药店营业员要做到以下一些要求。

① 要努力工作，完成任务。不要在工作时间干私活、吃零食，营业场所、仓库等严禁吸烟、睡觉、打牌。

② 有事应该先请假。不要迟到、早退、擅自离开工作岗位。不要带小孩上班，不要让无关人员进入柜台。

③ 要用文明服务用语。不要说服务忌语，更不能与顾客吵架。

④ 在工作时间要严肃认真。不要串岗聊天，谈笑打闹，大声喧哗。

⑤ 要遵守财务制度，不要开虚假发票。

⑥ 要为顾客排忧解难，不要怠慢顾客。

⑦ 要爱岗敬业，勇于奉献，不要玩忽职守、假公济私。

⑧ 要诚实守信，一诺千金，不要对顾客胡乱承诺，失信于人。

⑨ 要维护企业利益，不要泄露商业秘密。

⑩ 要学习白求恩的高尚精神，全心全意为患者服务，不要接受顾客馈赠。

⑪ 要保证药品账物相符，不要在柜台上出借药品、代卖药品或者调换药品。

⑫ 如违反以上规定，对当事人在考核中予以处罚。

四、药品销售管理制度

1. 药品销售及处方管理制度

药店的药品销售，主要是面对来店购药的广大顾客，做好药品的销售工作，保证售出药品的质量，关系到广大购药顾客的用药安全、有效，身体健康。要根据《中华人民共和国药品管理法》、GSP和相关法律、法规的要求做好各项工作。

① 药店营业员要经培训考核上岗，要熟悉药品的有关法律、法规，熟知药品的专业知识，每年要经健康检查合格上岗。

② 销售处方药，应凭执业医师或执业助理医师的处方，并由执业药师、从业药师或药师对处方进行审核并签字后，方可依据处方调配销售，无上述医师开具的处方不得销售处方药。处方要保存2年备查。

③ 经批准，有销售第二类精神药品资格的药店，在销售第二类精神药品时，必须凭盖有符合要求的医疗机构公章的医师处方，由驻店执业药师、从业药师或具有药师以上职称的人员，审核并签字方可销售。每次不得超7日常用剂量，处方留存2年备查。第二类精神药品不得销售给未成年人。

④ 营业员销售药品时，要按照说明书的有关规定，正确介绍药品，不得虚假、夸大和误导消费者。

⑤ 认真执行价格政策，药品标价齐全，书写规范、准确。

⑥ 营业员对顾客所购的药品，要核对品名、规格、数量、价格，清楚无误后，方可将药品交给顾客。

⑦ 销售药品时，如发现有质量问题，要立即停止销售，撤下柜台，并立即上报质量管理部门。

⑧ 对柜台缺货要认真登记，及时要货，货到后及时通知顾客。

⑨ 及时做好各项台账记录，记录内容要详细准确，书写清楚规范。

⑩ 销售药品时不得采用有奖、附赠药品或礼品等形式。

⑪ 柜台、货架、灯箱广告宣传，要符合药品广告宣传的管理规定。

⑫ 医疗保险患者的处方的调配，非处方药患者可以根据病情自已判断或向执业药师咨询刷卡购买，处方药则要求必须凭执业医师或执业助理医师的处方，并加盖诊疗医院的外购章，处方上记载的内容，包括患者的姓名、年龄、诊断及药品药名、剂型、数量、用法用量等，均不能更改。若有更改，处方医师必须在更改处签名或盖本人印章。处方用量一般性疾病应在3日以内，慢性病用量应控制在7日以内（特殊情况者例外）。

2. 药店药品拆零管理制度

① 拆零药品的销售人员，每年要进行健康检查，合格后方可负责拆零药品销售工作。

② 必须配备拆零药品的工具，并要定期消毒保持清洁卫生。

③ 药品拆零前，要检查外观质量，如发现可疑及外观性状不合格的不可拆零，立即上报质量管理部门。

④ 拆零药品要集中存放在拆零专柜中，不能与其他药品混放，拆零药品的原包装标签要保留，并要及时做好拆零药品的记录（见表15-6）。

表15-6 拆零药品记录表

日期	品名(通用名)	剂型	规格	单位	数量	生产厂商	批号	效期	经手人	用完日期	备注
					1						
					1						
					1						
					1						
					1						

注："1"为拆零的最小单位。

⑤ 拆零药品应随拆随包，出售时在拆零药袋上写明药品的品名、规格、用法、用量、批号、有效期等内容，并标明药店名称。

⑥ 违反以上规定，出现不按规定操作或不合格药品拆零的，在质量考核时处罚。

3. 药店中药饮片销售管理制度

为落实 GSP 等相关法规，做好药店中药饮片销售的工作，要求做到以下几点。

① 经营中药饮片的药店，必须对饮片经营全过程的质量进行检查，各环节的操作人员都要重视质量，责任到人。

② 从仓库送到柜台的中药饮片，要凭配送单对饮片的品名、产地、生产企业、数量、规格、质量，实施文号管理的中药饮片在包装上应标明批准文号等内容，进行认真验收，发现有不合格的不予接收，及时向药店执业药师或分管质量的负责人联系。

③ 中药饮片上柜装斗前，装斗人员要检查饮片质量，筛选挑拣，对清饮片名称后再装药斗，装斗数量不能高出药斗，不错装或混装药斗，药斗要及时清理，沉在斗底的药渣要及时翻到上面，做到先装斗的饮片先销售，并要记录。

④ 药店上柜的中药饮片要定期检查养护。连锁药店门店饮片养护人员每季度要将柜台、药斗的中药饮片检查一遍，夏季每月要对重点品种检查一遍，发现有霉变、虫蛀、反潮、泛油等现象，要及时采取措施，变质的中药饮片要立即撤出柜台、药斗，不得销售。

⑤ 中药饮片上柜、装斗做到先配送的先销售、易变的先销售，上柜销售的中药饮片必须都经加工炮制，生的、整的、未经加工炮制的、不合格的中药饮片不得上柜销售。

⑥ 销售出店的中药饮片，如有顾客对饮片的质量有疑问，要及时给予处理并上报质量管理部门。

⑦ 配完中药处方，要及时关闭药斗防止串斗，并要及时清理柜台、清扫地面，包装纸要及时整理入柜，保持柜台内、柜台外、地面无杂质，清洁卫生。

⑧ 如有违反规定或工作失职，发现有差错或销售不合格饮片的，在质量考核中处罚。

4. 中药饮片审方、配方调剂管理制度

为规范药店中药审方、配方调剂管理制度，规范药店中药审方、配方调剂的管理工作，要求做到以下几点。

① 中药审方和处方调剂配方的营业员，必须熟悉药品的有关法律、法规和中药的专业知识，审方、配方调剂时应集中思想，认真审方，认真调剂配方，严格按处方要求配方售药。

② 配方使用的中药饮片，必须要经加工炮制，未经加工炮制的中药饮片不准上柜销售。

③ 审核处方人员必须具有执业药师（药师）或中药师以上职称。要认真审清处方的姓名、味数、剂量、副数，不得擅自更改处方。对处方中有配伍禁忌或超剂量的处方，应当拒绝调配；必要时，应经处方医师更正或者重新签字方可计价调配。

④ 审方计价，严格执行物价政策、按质定价、不串价格等级，按规定价格计价算方，计价要准确，发票项目填写齐全，字迹清楚。

⑤ 调配处方时，对先煎、后下、包煎、分煎、烊化、兑服等特殊用法，要单包并注明煎用方法，需临方加工的饮片应按规定操作，并向顾客说明服用方法。

⑥ 调剂配方时要称准分匀，按处方顺序依次退戥分称，并按处方顺序摆放，误差总副数不大于±2%，分副不大于±5%，处方配好后经复核人员复核无误签字后方可发给顾客。

⑦ 发药时，要核对顾客的姓名、取药副数、所付金额、取药牌号无误后才能发出，并要向顾客讲清服药方法。

⑧ 营业员每天上班前，要认真核对戥秤、电子秤，配方后要及时清理配药柜台，药斗

要及时关闭防止串味，保持柜台内外清洁卫生。

五、药店工作人员职责

1. 药店或者连锁药店门店经理（副经理）质量责任制

① 组织贯彻药店或者连锁药店公司的质量方针、目标、计划并分解落实到药店各岗位和具体人员，对药店的质量管理负责。副经理协助经理做好药店的各项工作。

② 严格执行国家的药品法律、法规和相关的行政管理法规，执行药店或者连锁药店公司的各项规章制度，按照药店或者连锁药店公司的质量方针目标，制订药店的质量管理工作计划并实施。对各期工作做到有计划、有目标、有行动、有检查、有总结。

③ 经常组织药店或者连锁药店门店职工学习《中华人民共和国药品管理法》、《药品经营质量管理规范》及实施细则、《产品质量法》、《消费者权益保护法》以及上级和药店或者连锁药店公司制定的有关质量管理制度，教育职工牢固树立质量意识和医药商业的职业道德。用积极向上的举措调动职工的积极性，不断提高职工和药店的整体素质。

④ 按照零售连锁企业 GSP 标准和零售服务规范的要求，开展优质服务，落实服务公约，完善服务项目，提供合格药品，满足市场的需要。

⑤ 认真贯彻执行药店或者连锁药店门店的各项规章制度，检查营业员的上岗情况和服务规范，发现问题及时改进。

⑥ 负责设置药店内顾客意见咨询台、意见簿、缺货登记本和顾客服药处、复称处以及公开监督电话号码等。对顾客的意见和需求，要有处理及反馈意见。

⑦ 认真抓好药店或者连锁药店门店的质量、安全、卫生、物价、计量等基础管理和现场管理，加强监督考核，完善各项原始记录，搞好班组建设。

2. 药店驻店执业药师（药师）质量责任制

① 严格遵循国家药品管理法律、法规的有关规定，遵守职业道德，忠于职守，开展药品质量管理控制与监督工作。

② 具备一定专业知识和专业技能，熟悉药品知识，掌握最新药品信息，进行药品质量跟踪，监测药品不良反应。

③ 做好处方药和非处方药的分类管理工作，对医生处方进行审核，凡存在配药禁忌及超剂量的处方不得调配，保证配药的准确性。

④ 宣传合理用药知识，指导消费者进行负责任的自我药疗，能为消费者提供用药咨询和指导。

⑤ 参与药店质量管理教育工作和药品知识培训工作，对药店非药学人员进行专业指导。

⑥ 指导督促营业员加强上柜药品质量控制，保证销售药品质量，确保消费者用药安全。

3. 药店质量管理员质量责任制

① 树立"质量第一"的思想，负责药店或者连锁药店门店药品质量管理、质量教育工作。

② 认真贯彻执行国家的有关药品质量管理的法律、法规和行政规章。贯彻执行药店或者连锁药店公司的质量方针和目标，并协助药店负责人组织实施。

③ 负责药店或者连锁药店门店质量管理制度及各经营环节操作规程的监督执行，协助经理定期检查、考核制度执行情况，对存在的问题提出改进措施，并做好记录。

④ 负责或督促指导药店或者连锁药店门店营业员，对药店陈列的药品进行陈列检查，发现有疑问的药品，应及时停止销售并向药店负责人报告，同时向质量管理部门报告。

⑤ 负责处理药品质量查询及投诉，对顾客反映的质量问题填写质量查询及投诉登记，

及时查找原因，及时答复顾客。

4. 药店柜（组）长质量责任制

① 严格执行国家药品管理的法律法规和政策，执行药店或者连锁药店的各项规章制度，在药店经理的领导下，全面完成和超额完成本柜、组的经济指标。对本柜（组）的药品质量管理负责。

② 连锁药店按照零售连锁企业 GSP 标准和零售服务规范的要求，在柜、组内开展优质服务，落实服务公约，完善服务项目，搞好市场调研，按照市场需求及时申报计划，增加花色品种，满足零售市场的需要。

③ 努力抓好柜（组）的质量、安全、卫生、物价、计量等基础管理和现场管理，加强监督考核，完善柜（组）各项原始记录。

④ 向顾客正确地介绍药品，销售药品做好批号记录，中药饮片配方实行复核制度，特殊管理药品和拆零药品按规定管理和销售。

⑤ 做好柜（组）的药品陈列，明码标价，经常督促和检查本柜（组）的药品质量，做到不合格药品不出店。

⑥ 认真做好季末（月末）盘点工作，保持柜（组）内药品账货相符。

5. 药店营业员质量责任制

① 严格执行国家药品管理的法律法规和相关的行政规章，执行药店的各项质量管理制度，在药店或者连锁药店经理和柜（组）长的领导下，全面完成柜（组）质量管理工作计划和经济指标。

② 按照连锁药店零售连锁企业 GSP 标准和零售服务规范的要求，熟悉业务，文明经商，礼貌待客，规范服务。上岗时，应穿工作服，戴工作帽、服务证，仪表端庄、整洁。

③ 向顾客正确地介绍药品，销售药品时应做好批号记录，特殊管理药品和拆零药品按规定程序进行管理和销售。对顾客所需要而店内无货时应主动与配送中心联系进货，而当时无法组织的，应在缺货登记簿上登记，待到货后通知顾客。

④ 做好柜台的药品陈列、明码标价和环境卫生工作。经常检查本柜（组）的药品质量，做到不合格药品不出店。

⑤ 认真做好季末（月末）盘点工作，保持柜（组）内药品账货相符。

6. 药店中药配方员质量责任制

① 严格执行中药饮片配方的操作规程，实行复核校对制度。注重药品质量，做到不合格的药品不出店，杜绝质量差错。

② 中药饮片装斗前应做质量检查，挑拣杂质、过筛处理。虫蛀和霉变的饮片不准装斗，未经加工炮制的饮片不准装斗。装药斗做到不撒、不溢、不串斗。每月清理一次药斗。

③ 配方时，应按药方各味药的顺序依次取药，取药时轻抓轻放，随时关闭药斗，防止撒漏、串药。称药要准确无误，分药时采取递减法，每分一次复称一次。称量不超过允许误差范围。对药方要求先煎、后下、冲服、另包的，应按要求另行单独分包。

④ 在配方中，发现饮片虫蛀、霉变时，应立即停用并及时向店经理汇报，同时用新货替换。配方时不准以生代炒、以炒代生。

⑤ 药方配齐后，应交叉复核或专人复核。复核内容如下。

a. 处方的味药数、副数与实物是否相符。

b. 饮片质量是否符合要求。

c. 剂量是否准确。

d. 有无配伍禁忌。

e. 另包药是否单独分包。

如发现不符，应提请配方人员更正。如复核无误，配方员和复核员应分别在处方和取药记录上签字，并保存备查。

⑥ 发药时，应核对顾客姓名、性别、年龄、取药副数和牌号无误后，方可递交顾客手中。对缺味的药和特殊煎法、服法的，应详细向顾客交代清楚。同时，开出发票交给顾客。

⑦ 其他方面执行“药店营业员质量责任制”有关条款要求。

7. 药店收款员质量责任制

① 严格执行国家的法律法规和政策，执行公司的各项规章制度，在药店经理的领导下，准确无误地完成收款任务。

② 坚持文明经商，礼貌待客，收款时做到唱收唱付，及时识辨现金的真伪，填写支票时要规范正确。

③ 当日结账，按时做好销售日报表，要求账款相符，交接班时清楚。发现差错，应及时向药店经理汇报，并查明原因。

④ 把好复核关，对营业员开出的销售小票，要细心核对，发现差错，应及时交营业员更正。

思考题

1. 药店药品陈列的货架、柜台销售柜（组）应有哪些醒目标志？
2. 简述药店药品陈列“四分开”的内容是什么？应如何具体操作。
3. 必须凭处方销售的处方药和登记销售的处方药分别应如何销售？
4. 处方药销售有哪些管理规定？
5. 拆零药品的销售程序有哪些？

第十六单元　连锁药店药品管理技能

【课程描述】

本单元是为连锁药店药品配送而开设的专业单元。本单元包括连锁药店药品配送技能、连锁药店药品退货管理技能和不合格药品管理技能三个能力要素。实施依据为《中华人民共和国药品管理法》、《药品经营质量管理规范》、《药品零售连锁企业有关规定》等法律、法规。

【学习要点】

连锁药店药品配送包括门店要货，开配送单，发货与复核，送货，门店验收、复核与签字5个环节。连锁药店药品退货和不合格药品管理都有一定的操作规程和具体要求。

一、连锁药店药品配送技能

连锁药店药品配送的程序为门店要货→开配送单→发货与复核→送货→门店验收、复核与签字五个环节（见图16-1）。

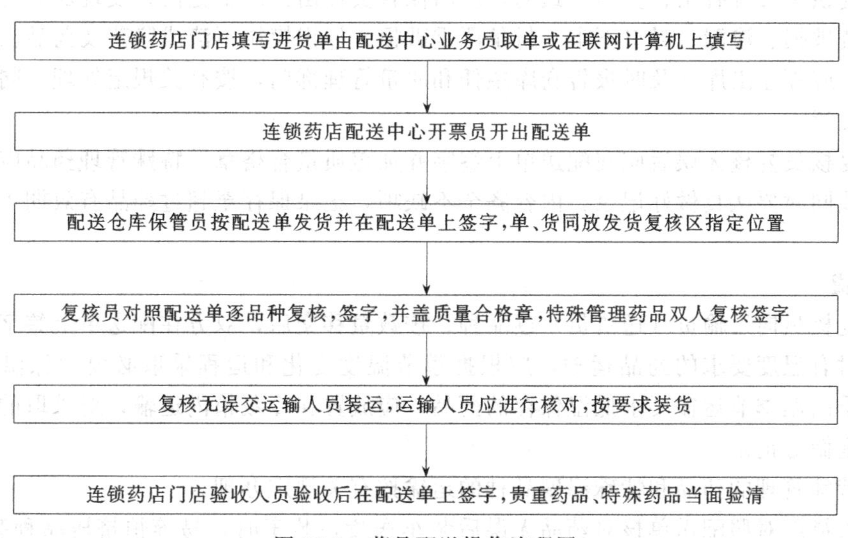

图16-1　药品配送操作流程图

1. 门店要货

与连锁药店配送中心联网的门店要货，直接在计算机上填写进货单。未与配送中心联网的门店要货要自行填写进货单，配送中心业务员，每周两次到门店取进货单，交给配送中心开票员开票配货。

2. 开配送单

配送中心开票员凭门店填写的进货单，逐品种开出配送单，配送单的内容应包括配送的门店、日期、品名、规格、产地、数量、批号、有效期等，做到票、账、货相符。配送单应按规定保存3年。

3. 发货与复核

(1) 保管员凭连锁药店配送中心营业室开出的配送单发货，按照“先产先出”、“近期先出”、“按批号发货”的原则认真配发，将发出药品转到发货复核区指定位置。并在配送单上签字同药品一起放到出库发货复核区。发货时如有暂时短缺品种应通知配送中心开票员办理缺货手续。

(2) 发货时，如发现以下问题，保管员应停止发货，并报仓库主任和质量管理部门处理。

① 药品包装内有异常响动和液体渗漏。

② 外包装出现破损、封口不牢、衬垫不实、封条严重损坏等现象。

③ 包装标识模糊不清或脱落。

④ 药品已超过有效期。

(3) 对已开出票因质量、数量原因无法发货时，通知配货中心营业室开红票冲货。

(4) 严禁任何人私自调换药品。凡门店提出需调换药品厂牌、批号时，按销后退回规定办理。

(5) 平时药品盘点实行“动一动、碰一碰”办法，当日发货，当日记账，当日盘点，保持账货相符率100%。

(6) 保管员发完货，应在提货联上签字（签章）。

(7) 复核员对保管员发至复核区的药品对照配送单进行逐项复核，内容包括移送门店、品名、规格、厂牌、数量、批号、有效期、药品外观质量、包装情况等；特殊管理药品应双人复核。复核中发现有票、货不一致的，应向保管员提出并调整更换；发现药品有质量问题或内外包装破损、渗漏、封口不牢、封条严重破损、标识模糊不清或脱落及药品已超出有效期等情况，应停止出库并及时报告仓库主任和质量管理部门，按有关规定处理。同时通知保管员重新发货。

(8) 复核员复核无误后应在配送单上签字并加盖质量合格章；特殊管理药品应双人复核签字。复核同时要认真做好记录，内容齐全不缺项，记录保存至超过药品有效期1年，不少于3年。

4. 送货

(1) 复核员向运输员（送货员）逐品种、按数量移交后，双方在配送单上签字。

(2) 对有温度要求的药品运输，应根据季节温度变化和运程采取必要的保温或冷藏措施，如夏季高温季节运输要求低温保存的药品，应放置在冷藏箱内运输，对采取的运输方式和控制措施做好记录。

(3) 特殊管理的药品和特殊温度品种的运输按有关规定办理。

运输人员应对照配送单核对药品无误后装车送货，装车时，易碎怕挤压品种装在上面，中药饮片质地轻的花类、叶类饮片装在上面，重的、矿物质的装在下面；贵重药品、中药细贵品种要装箱密封，放在安全的位置，需冷藏运输的药品要装在冷藏箱内。运输道路要选择地面比较平整，相对较近的路线行走，保证药品运输途中安全。

5. 门店验收、复核与签字

送货到门店，贵重药品、中药细货、特殊管理药品要直接交到门店验收人员手中。门店验收人员应按配送单逐品种逐项核对验收，经核对无误后在配送单上签字，如发现问题应在配送单上注明。

（1）送货人员按配送单将药品逐品种、数量向门店点交。无误后，门店收货人在配送单和送货回单上签字（签全名）盖章。

（2）连锁药店门店签字的送货回单由运输员在2日内交仓库主任，由仓库主任按顺序整理保存，作为今后与各连锁药店门店对账的依据。

二、连锁药店药品退货管理技能

退货药品是指购进退回、在库退回、销后退回（即反移库）的药品。

1. 购进退回

（1）验收员在验收购进药品时，如发现包装损坏、药瓶破损、污染、近效期、短少等情况，应填拒付单，通知财务部拒付货款，连锁药店要同时通知配送中心与供货方，办理退货手续，验收员在验收记录上详细、真实地记录验收情况，将该药品向仓库药品管理员移交，该品种从待验区移放到退货区，由退货药品管理员填写退货（厂）记录。

（2）办理退货（厂）手续

① 连锁药店配送中心进货人员经查询供货方同意退货时应填写退货通知单，配送中心经理签字同意后，着手办理退货手续。

② 供货方自提：连锁药店仓库退货，药品管理员凭配送中心经理签字的退货通知单，按单发货，交给供货方，由供货方人员在退货单上签字，退货通知单装订保存备查。

③ 供货方换货：按药店的药品验收入库操作程序的规定，对供货方换回的药品进行验收，合格后开具入库单方可重新入库。

④ 退货药品的处理情况、结果，退货药品管理员应如实做好退货药品记录。

2. 在库退回

（1）在库药品因批号偏老、积压滞销、接近效期或内外包装破损、污染等原因需要退回供货单位时，连锁药店仓库主任应通知配送中心与供货单位联系办理退回手续，退货药品管理员在退货记录上做出记录（详细记录退货原因），并保存好退货的手续、凭证（具体退货操作办法同上）。

（2）凡因效期原因的退货应在有效期内办理退货。

3. 销后退回（即反移库）

（1）连锁药店门店需要退回药品时，配送中心业务人员应向经理报告，并确认是否是配送仓库发出的药品，是否已过有效期。凡不是配送仓库发出的药品和过有效期的药品不允许退回。

（2）经调查属连锁药店配送仓库发出的药品且不过有效期，凭门店经理签字的销后退回（即反移库）通知单，经配送中心经理签字同意，通知门店办理退回手续。

（3）连锁药店退货药品管理员凭配送中心经理签字的销后退回单收货，退回药品存放在退货区。同时，详细做出销后退回记录。

（4）退货药品管理员通知验收员办理入库验收手续。

（5）验收员凭配送中心经理签字的销后退回通知单对该药品进行验收（和正常药品验收程序一致）。

（6）验收员对销后退回药品的验收应做出合格与不合格的判定。

① 经判定为不合格药品，该药品有质量问题的，处理如下：填写不合格药品确认单，及时报质量管理部门确认。经质量管理部门确认为不合格品的，应及时将药品移到不合格品区，挂红牌标志，并按不合格药品管理操作程序的规定进行处理。

② 经判定为合格药品，该药品无质量问题，处理如下：内外包装完好，无污染的药品，可入库正常配送。验收员在销后退回单上签字，并做出验收记录（该记录与正常药品验收记录分开），将销后退回单连同药品实物转给保管员，连锁药店另一联转给配送中心，开票员凭验收员签字的退回单开退票（红票），保管员凭退票记账，增加库存。

③ 经判定内外包装有破损或有污染的药品，不能入库。

验收员应在销后退回药品验收记录及销后退回单上注明“破损、污染”字样，将药品存放在退货区，按药店有关制度处理。

4. 退货药品的处理

退货药品的处理情况和结果，负责退货药品的管理人员应当如实地做好记录。退货记录保存 3 年。退货药品操作流程见图 16-2。

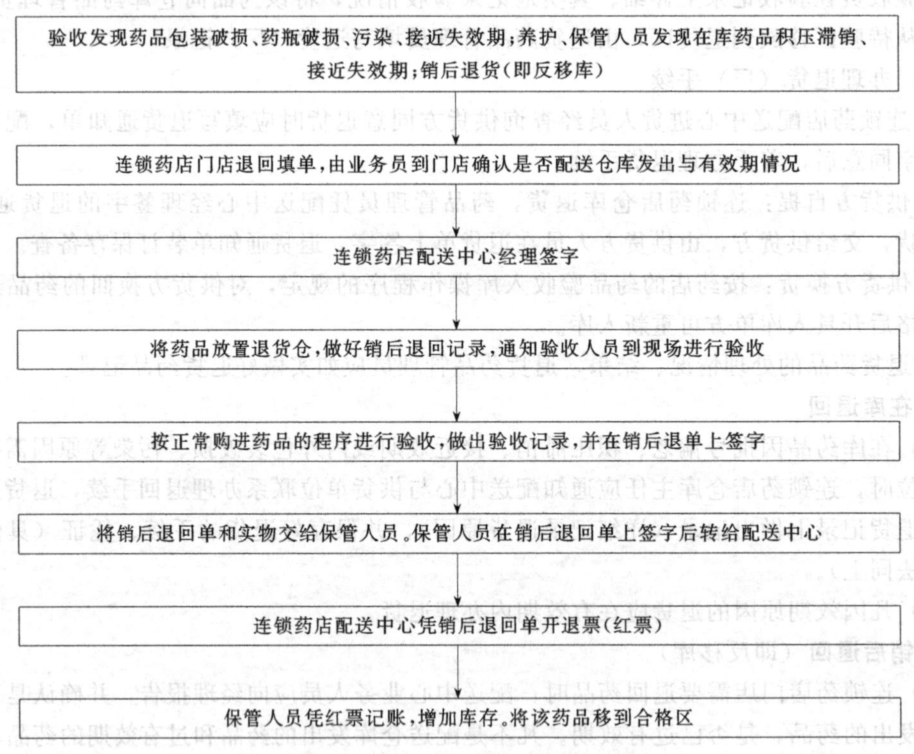

图 16-2　退货药品操作流程图

三、不合格药品管理技能

1. 验收环节中的不合格药品处理

在药品验收和销后退回药品验收过程中，验收员发现不合格药品时，做如下处理。

（1）填写不合格药品确认表，并立即报质量管理部门确认。

（2）质量管理部门确认为不合格药品，验收员应将不合格药品向仓库不合格药品管理员移交，将不合格药品从待验区移放到不合格品区或者不合格库，挂红牌标志，同时做好不合格药品记录。

(3) 验收员在验收记录中如实记录验收的情况，凭质量管理部门的不合格药品确认单填写拒付单，通知财务部拒付货款，通知配送中心协助质量管理部门向供货方查询。

(4) 质量管理部门及时向供货方进行质量查询。

(5) 注射剂在澄明度检查规定范围内检测的澄明度不合格药品，由配送中心通知供货方，从供货方货款中扣除。

2. 在库药品储存环节的不合格药品处理

在检查库存药品或出库复核过程中发现不合格药品时，处理如下。

(1) 养护员、保管员或其他人员发现后，应及时告知养护员，由养护员填写不合格药品确认单，并立即报质量管理部门确认。

(2) 质量管理部门确认为不合格药品，应出具检验报告书或质量问题处理通知单（不合格药品停销通知单），连锁药店配送中心立即停止配送。同时，按出库记录追回已发出的不合格药品，并详细做好已发出药品追回记录。

(3) 将不合格药品从合格品库移放到不合格品区，挂红牌标志。同时，由仓库不合格药品管理员做出不合格药品记录。

3. 上级药监部门确定为不合格药品的处理

上级药监部门抽查、检验判定为不合格药品时，或上级药监部门公告、发文、通知查处不合格药品时，处理如下。

(1) 立即停止销售，并追回已销出的不合格药品，并详细做好已销药品追回记录。

(2) 将不合格药品从合格品库移放到不合格品区，挂红牌标志。同时，由仓库不合格药品管理员做出不合格药品记录。

4. 不合格药品的报损、销毁和制定纠正预防措施

(1) 不合格药品的报损由仓库的不合格药品管理员填写不合格药品报损单，报损单由配送中心经理，质量管理部门、财务部审核，总经理签字同意后方可报损（报损金额权限按财务管理制度执行）。

(2) 不合格药品需要销毁时，应由仓库填写不合格药品销毁记录单，配送中心经理签字后报质量管理部门批准。销毁时应在质量管理部门、安保部门和其他有关部门现场监督下进行。任何部门不得随意自行处理。

(3) 销毁不合格药品应根据其化学性质，采取深埋、焚烧、砸碎、倒掉等办法。销毁不合格药品时不能污染环境。严禁将不合格药品流入社会。

对由于破损、变质、过期失效而不可供药用的特殊药品的销毁处理，必须经市级药品监督管理部门批准，药店质量管理部门亲临现场监督销毁，做好销毁记录，并由销毁执行人员和监督人员签字盖章。

(4) 对不合格药品的预防。各有关部门对不合格药品应查明情况，分清责任，分析产生不合格药品的原因，吸取教训，及时制定预防措施和纠正办法，写出书面报告。连锁药店配送中心仓库每年应汇总、分析不合格药品情况，形成书面总结，上报药店质量管理部门。

(5) 对重大的不合格药品责任事故，由连锁药店公司总经理室确定对当事责任人和部门负责人追究责任（见图 16-3）。

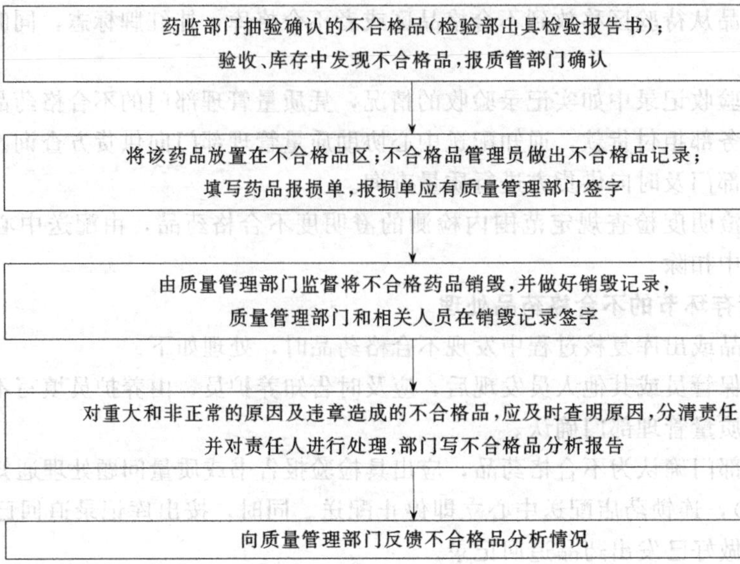

药监部门抽验确认的不合格品(检验部出具检验报告书);
验收、库存中发现不合格品,报质管部门确认

↓

将该药品放置在不合格品区;不合格品管理员做出不合格品记录;
填写药品报损单,报损单应有质量管理部门签字

↓

由质量管理部门监督将不合格药品销毁,并做好销毁记录,
质量管理部门和相关人员在销毁记录签字

↓

对重大和非正常的原因及违章造成的不合格品,应及时查明原因,分清责任,
并对责任人进行处理,部门写不合格品分析报告

↓

向质量管理部门反馈不合格品分析情况

图 16-3　不合格药品操作流程图

四、连锁药店管理制度

1. 药品出库复核管理制度

（1）药品出库必须经发货、复核两道手续方可发出。

（2）药品出库必须按先产先出、近期先出和按批号发货的原则发货。

（3）保管人员按配送单发货完毕后，在配送单上签字，将货交给复核人员复核，复核人员必须按配送单逐一对实物进行质量检查和数量等项目的核对。复核项目应包括品名、剂型、规格、数量、生产厂商、批号、配送日期、配送门店等项目，并检查包装、外观质量等。

（4）复核后，复核人员应当在配送单上签字，同时，记录复核内容，以备核查，复核记录保存 3 年。复核记录应包括配货门店、品名、剂型、规格、批号、有效期、生产厂商、数量、销售日期、质量状况和复核人员等项目。经保管和复核人员签字的配送单整理装订成册，在封面注明日期，以备检查。

（5）整件与拆零拼箱药品出库复核。

① 整件药品出库时，应检查包装是否完好。

② 零头药品要仔细检查包装或拼装周转箱，并标明拼箱标志（拼箱单）。

③ 拼装周转箱出库发货时应注意以下几点。

a. 尽量将同一品种的不同批号或规格的药品拼装于同一周转箱内。

b. 若为多个剂型，应尽量按剂型的物理状态进行拼装周转箱。

c. 液体制剂不得与固体制剂拼装同一周转箱内，内服药与外用药应分开装箱。

（6）在出库复核中，发现如下问题应停止发货，并报告质量管理部门处理。

① 药品包装内有异常、响动和液体渗漏。

② 外包装出现破损、封口不牢、衬垫不实、封条严重损坏等现象。

③ 包装标识模糊不清或脱落。

④ 药品已超过有效期。

（7）特殊管理药品实行双人同时在现场复核，并做好详细记录。

（8）保管员、复核员应对将发出的药品进行外观质量及有效期的检查，发现有质量问题应及时停止发货，并向质量管理部门报告处理。

(9) 对温度有要求的药品应通知运输部门，采取必要的保温或冷藏措施。

(10) 如违反上述规定，造成不合格药品发出的，将在质量考核中对责任人处罚。

2. 连锁药店配送管理制度

(1) 为了发挥连锁配送的管理优势和主导作用，根据《中华人民共和国药品管理法》及GSP的有关规定制定本制度。

(2) 连锁药店配送中心工作人员必须熟悉掌握《中华人民共和国药品管理法》、《药品经营质量管理规范》、《药品经营质量管理规范实施细则》及相关的法律、法规和连锁药店的各项质量管理制度。

(3) 连锁药店配送中心人员要各负其责，各岗位人员要虚心听取连锁药店门店的意见反映、缺货情况，树立全心全意为连锁药店门店做好服务的思想，及时解决门店反映的问题，帮助门店搞好零售市场的销售工作。

(4) 要及时掌握配送仓库的货源、库存、药品流转情况，经常深入到门店了解药品销售情况及流转倾向，收集市场药品销售变化信息，及时分析市场情况，及时组织适销对路产品，加快药品的周转次数，避免造成库存积压。

(5) 购进的新品种、首营品种，配送中心要及时向连锁药店门店通报，及时组织配送到门店上柜销售，并及时收集销售信息。

(6) 每周要及时收集连锁药店门店的货源情况，门店反映的缺货问题较集中的品种，要及时分析原因予以解决并向总经理汇报（见表16-1）。

表16-1 缺货登记记录表

日期	要货人	联系电话	地址	品名	单位	数量	生产厂商	处理结果	记录人	备注

(7) 要在规定的时间开出门店的配送单，开票要准确、清楚，不准漏开、错开品种，更不得因人为因素影响开票进度，当天的要货单要当天开出，对于应急品种应随要随开。

(8) 仓库保管员接到配送单后，要及时按配送单的要求按品种、批号发货，如发现有质量疑点的品种应停止发货并立即报告配送中心和质量管理部门。货发出后保管员要在配送单上签字。

(9) 复核人员按照配送单，对保管员发出的货进行认真复核，确认无误后，在配送单上签字，如发现质量有疑问的品种要停止出库并立即向仓库主任汇报。

(10) 运输人员根据复核人员复核合格的品种进行登记并办理出库交接手续，货送到连锁药店门店后，要经门店人员验收并在送货凭证上签字。

3. 药品运输管理制度

(1) 药品运输时，应针对运送药品的包装条件及道路状况，采取相应措施，防止药品的破损和混淆。

(2) 对温度有要求的药品的运输，应根据季节温度变化和路程采取必要的保温或冷藏措施，并做出记录。

(3) 搬运、装卸药品应轻拿轻放，严格按照外包装图示标志要求堆放和采取防护措施。

（4）特殊管理药品和危险品的运输严格按有关规定办理，严格交接手续，杜绝差错。

4. 退货药品的管理制度

为规范退货药品的管理，避免或减少经济损失特制定退货药品管理制度。

（1）退货药品指购进退回、销后退回（即反移库）和在库退回的药品。

（2）连锁药店各门店所进药品，在进后3个月销售不动，并在保持原药品清洁完好的情况下，可报配送中心批准，进行退货。到期不报造成损失的由各门店自负，柜台销售的药品凡无正常理由或责任不应由本连锁药店公司承担的退换货要求，原则上不予受理。特殊情况由连锁药店公司经理室批准后执行。

（3）对销后退回的药品，凭连锁药店门店开具由店经理签字，并经连锁药店配送中心经理签字同意的销后退回单收货，存放在退货区，由专人保管并做好记录。同时确认是否为连锁药店配送仓库发出的药品，是否已过有效期。凡不是连锁药店配送仓库发出的药品和过有效期的药品不允许退回。

（4）所有退回的药品，验收人员凭连锁药店配送中心经理批准的销后退回单，按购进药品的验收程序逐批验收。质量合格、批号相符的，转配送中心办理退货手续；不符的，不能办理退货手续。

（5）销后退回的药品经验收合格的，保管人员凭验收人员签字的销后退回单将该品种存入合格品库。

（6）连锁药店验收人员经验收有疑问的退回药品，应报质量管理部门进行确认，必要时，质量管理部门抽样送检，经确认为不合格药品，将不合格品移入不合格品区存放，挂红牌标志，并按不合格药品的规定进行处理。经判定药品无质量问题、内外包装完好无污染的药品，可入库继续销售。

内外包装有破损或有污染的药品，不能入库销售，由连锁药店配送中心与原供货方及时联系，妥善处理。

（7）质量无问题，因其他原因需退给供货方的药品，应通知连锁药店配送中心及时处理。

（8）药品退进退出均应办理交接手续，做记录并签名（章）。药品退出应定期检查处理情况直至结案。

（9）认真、及时、规范做好退货药品处理的各种记录，记录妥善保存3年。

（10）由于人为原因发生的药品退货，造成重大经济损失者，应按有关规定严肃处理。

5. 不合格药品的管理制度

（1）不合格药品是指经药检部门、公司质量管理部门确认不符合法定质量标准及有关规定的药品。

（2）药品是用于防病治病的特殊商品，其质量事关人民群众的生命安危。因此，应严防不合格药品进入连锁药店公司，不合格药品不得采购、入库和销售。

（3）在药品入库验收过程中发现不合格药品，应将不合格药品存放在不合格品区，挂红牌标志。同时，填写有关单据，通知财务部门拒付货款，并及时通知供货方，商谈报废销毁等处理办法。

（4）药店或者连锁药店质量管理部门在检查、检验药品过程中发现不合格药品，应出具检验报告书或不合格药品停售通知单，及时通知连锁药店配送中心立即停止配送、门店停止销售。同时，按出库记录追回配送和销出的不合格品，并将药品移放在不合格品区，挂红牌标志。

（5）在检查库存药品或出库复核过程中发现不合格药品，应立即停止销售和发货。并将不合格品移在不合格品区，挂红牌标志。

(6) 上级药监部门抽查、检验确定为不合格品时，或上级药监部门公告、发文、通知查处发现不合格品时，应立即停止销售。同时按出库记录追回发出的不合格品，并将该药品移放在不合格品区、挂红牌标志。

(7) 不合格药品应按规定进行报废和销毁。

① 不合格药品应由质量管理部门确认，仓库应做好不合格药品记录。

② 不合格药品的报损销毁由仓库提出申请，填报不合格药品报损单。

③ 不合格药品销毁时，应在质量管理部门和其他有关部门的监督下进行，并填写不合格药品销毁记录。

(8) 对质量不合格的药品，应查明原因，分清责任及时制定与采取纠正或预防措施。

(9) 明确为不合格药品仍继续发货销售的，应按经济责任制、质量责任制的规定给予处理。造成严重后果，按有关药品管理法的规定予以处罚。

(10) 连锁药店仓库应按连锁药店质量信息反馈制度的规定将不合格品的情况按季向质量管理部门报告，重大不合格品事件应随时上报药品监督管理部门。

(11) 仓库应认真、及时、规范做好不合格药品处理、报损和销毁记录，记录妥善保存3年（见表16-2）。

(12) 不合格药品管理的具体程序按药店《不合格药品管理操作程序》的规定执行。

表16-2 不合格药品处理记录表

日期	品名	规格	批号	数量	原供货单位	生产企业	不合格原因	处理意见	质量负责人	处理日期	经办人	备注

6. 卫生和人员健康状况管理制度

(1) 卫生管理责任到人。各营业场所、办公场所、仓库应经常保持环境卫生整洁，实行卫生分区包干，明确分工到部门、个人，做到每天一小扫、每周一大扫。

(2) 各部门办公室应做到宽敞、明亮、洁净、柜橱结构严密，防止灰尘污染。工作人员班前应首先打扫卫生，擦净柜橱、办公桌、营业账册、发票、单据，办公用品应摆放整齐有序。

(3) 药店或者连锁药店门店堂应做到明亮整洁卫生。柜台、货架、药品清洁无灰尘，药品陈列整齐有序，地面无废纸、包装物。宣传广告张贴美观、醒目、清洁。营业员上岗穿工作服、仪容端正、语言文明、个人卫生整洁、无不良习惯。店堂内不准摆放私人杂物。

(4) 库房内药品堆垛整洁，留有“五距”，通风明亮，库内无杂物、无积灰、无蜘蛛网，库外无杂草、无积水、无垃圾，沟道畅通，库区应在不影响药品质量保管的前提下，适当进行环境绿化、美化。

(5) 验收养护室应保持整洁、卫生、安静，室内不准存放私人物品，不准吸烟，非工作人员不得随意进入。验收养护室的仪器、设备、试剂要实行定位管理，不得随意搬动。室内要定期进行清扫，除天花板、墙壁、地面外，尤其要保持仪器、设备清洁无灰尘。

（6）各部门应树立以讲卫生为荣的新风尚，做到领导带头，人人动手，保持卫生工作的持久性。

（7）药店或者连锁药店每年由商管部门组织直接接触药品的人员进行健康检查，并建立健康档案。档案至少保存3年。发现患有传染病、皮肤病、精神病和其他可能污染药品疾病的人员，应及时通知商管部门，将其调离工作岗位。新调进人员（包括岗位调整）安排到直接接触药品的岗位，必须先安排健康检查，合格后方可上岗。

7. 职工质量教育培训及考核管理制度

（1）药店或者连锁药店质量管理部门协助商管部门开展职工质量教育、培训和考核工作，负责制定年度质量培训计划。

（2）职工教育培训的主要内容如下。

① 国家的法律法规。

② 医药行业的法规和规章。

③《药品经营质量管理规范》。

④ 企业的规章制度和药品流转环节程序，操作规程。

⑤ 药品基础知识。

⑥ 业务经营知识。

（3）对企业各级负责人的质量教育培训要先行一步，进行有关质量管理的法律、法规以及GSP和企业规章制度的教育与培训。通过培训，牢固确立“质量第一”的思想，掌握实施GSP的有关要求，从而保证企业的规章制度能有效地贯彻实施。

（4）对药店或者连锁药店内所有经营管理人员、营业人员、验收人员、养护人员、保管人员等，采取分阶段、分批轮训的办法，全面进行有关质量管理的法律、法规以及GSP和企业规章制度的教育培训，并结合岗位要求，开展技能和专业知识等业务培训，以提高员工的总体素质。

（5）对新参加工作的青年学员和中途换岗的职工，必须进行岗前有关法规和专业知识的教育培训，经考核合格后方可上岗。

（6）质量教育培训和各种岗位培训，应全部纳入企业职工教育计划。企业从事质量管理、验收、养护等工作的人员应定期接受继续教育，每年还应接受省级药品监督管理部门组织的继续教育。以上人员的继续教育应建立档案。

（7）质量培训教育及业务培训后应进行考试考核，考试成绩记入教育档案。

（8）凡考试、考核不合格的人员，经再学习教育后仍不合格的，按药店或者连锁药店劳动用工制度的有关规定，予以待岗或下岗处理。

8.“质量管理制度”的检查考核管理制度

（1）“质量管理制度”是确保质量体系正常运行，保证药品质量的基本准则，通过“质量管理制度”执行情况检查、考核，不断完善制度，提高管理水平。

（2）连锁药店检查考核小组成员，由连锁药店总经理室、质管部门、商管部门、配送中心人员组成，每季度对连锁药店公司各部门及连锁药店门店，对质量管理制度的执行情况进行检查考核一次，并与经营工作检查考核一并计奖处罚。

（3）检查、考核组成员，要按照质量管理制度检查考核细则的内容，逐项认真检查考核打分，坚持原则，杜绝打人情分、计人情奖。

（4）每次检查考核工作结束后，要认真总结分析检查情况并写出书面材料上报公司总经理。在检查制度执行情况时，如对个别问题有争议，应经连锁药店公司质量领导小组讨论确认后处理。

9. 质量事故报告制度

(1) 质量事故是指药品经营活动各环节因药品质量问题而发生的危及人身健康安全或导致经济损失的异常情况。质量事故按其性质和后果的严重程度分为重大事故和一般事故两大类。

(2) 重大质量事故的范围

① 因验收把关不严，致使整批假劣药品进库，造成整批药品报废，经济损失 3000 元以上的（含 3000 元）。

② 在库（店）药品由于保管不善，致使整批药品虫蛀、霉烂、变质、污染、失效、无法再供药用，造成经济损失 3000 元以上的（含 3000 元）。

③ 因销售有质量问题药品造成危害人民群众身体健康的。

④ 因卖错药、发错药造成危害人民群众身体健康的。

⑤ 违反特殊药品管理规定造成的差错和事故。

⑥ 在药品销售过程中的任何一个环节内发现了假药。

(3) 一般质量事故。对进货、验收、养护、发货、运输、销售工作中造成一定经济损失（1000 元以上，3000 元以下），或由于工作不细虽未造成损失，但造成一定的后果影响者，均为一般质量事故范围。

(4) 发生质量事故，不得隐瞒或自行处理，当事人应保护现场和原始资料，立即向部门经理和公司质量管理部门报告。发生重大事故，应同时上报公司总经理室。

(5) 一般事故，由连锁药店质量管理部门会同事故有关部门经理在 10 天内对事故的过程、原因、后果、责任人调查完毕，提出处理意见，并写出书面报告。重大质量事故，连锁药店公司总经理室责成质量管理部门和有关部门组成调查小组在 15 天内调查完毕，提出处理意见并写出书面报告。

(6) 质量事故的处理坚持“三不放过”的原则，即事故原因没查清不放过；事故责任者和群众没接受教育不能放过；没有防范措施不能放过。凡发生事故的部门，应认真分析事故原因，接受教训，制订整改意见和措施，防止事故再次发生。

(7) 对事故责任人的处理，发生一般质量事故的责任人，经查实，在药品管理质量考核中处理；发生重大质量事故的责任人，经查实，轻者在质量考核中处罚，重者将追究行政责任，或者上报有关部门，追究其刑事责任。除责任人以外，事故发生所在部门负责人，要追究其领导责任。

(8) 对发生质量事故隐瞒不报者，经查实，将追究经济、行政责任等。

10. 药品质量否决权制度

(1) 连锁药店各部门、门店的经营活动必须坚持“质量第一”的原则，实行质量否决制，各级领导要支持质量管理人员行使职权。对在质量工作中坚持原则，做出显著成绩者，要给予表彰；对弄虚作假，以次充好、欺骗用户或打击质量工作人员者，要追究其责任。

(2) 质量管理部门有对药品质量问题的确认和处理的决定权，对药品质量在经营（包括进货、验收、保管、养护、储存、运输、销售）各环节中行使否决权。

(3) 质管部门有权对购货渠道的选择提出建议或意见，有权对进、销、存中有质量问题的药品提出拒收、封存、收回和退回（换）等处理意见，有权对不合格品提出销毁处理意见，并监督其销毁。

(4) 连锁药店各部门、门店对公司质管部门下达的有关质量意见书、通知单，必须认真执行。

(5) 公司质量管理部门负责对质量否决权执行情况进行检查，并将检查情况向公司总经理室报告。

(6) 发生质量事故的部门不得评为先进部门，责任人不得评为先进个人。

(7) 药店的质量工作（含质量否决工作）由质管部门考核。

11. 质量查询管理制度

本制度适用于在药品购进、贮存、养护、连锁药店门店销售等环节中发现质量问题查询的管理。

(1) 质量查询是指对药品进、存、销等各业务过程中所发现的有关药品质量问题，向供货单位提出关于药品质量及其处理的调查与追询的文书公函。

(2) 质量查询发生的环节包括进货验收环节、贮存养护环节，以及用户投诉中反映的药品质量问题。

(3) 进货验收环节药品的质量查询。

① 来货不符合法定标准或合同中的质量条款，应将药品暂放在待验库（区），并于到货起 5 个工作日内，向供货方发出质量查询函件。

② 接到供货方回复后，按回复意见进行相应处理。

(4) 贮存养护环节药品的质量查询。

① 该环节若发现药品有质量问题，及时挂上“暂停销售”的黄色标牌，填写“停售通知单”，暂停销售发货，通知质量管理部门进行复查。

② 复查确认不存在质量问题时，质量管理部门签发解除停售通知单，仓库凭解除停售通知单，摘去黄牌，配送中心恢复发货配送。

③ 复查确认药品存在质量问题时，仓库凭质量管理部门的质量问题处理单或不合格药品确认书将药品移到不合格品区，悬挂不合格品红牌。质量管理部门于质量确认后 5 个工作日内，向供货企业提出质量查询。

(5) 在用户投诉中反映的药品质量问题，应先按“质量投诉管理制度”进行相应处理，然后根据具体情况进行质量查询。

(6) 质量查询方式。可先以传真或电话等方式通知供货企业，然后在 5 个工作日将加盖本企业红印公章的查询原件邮寄给供货企业，并做好查询函件记录备查。

(7) 在药品标注的有效期内发现药品有质量问题，应向供货企业进行质量查询，超过药品有效期限的药品不应再进行查询，但在购货合同中另注明相关条款的药品除外。

12. 质量投诉管理制度

本制度适用于在连锁药店门店销售中接到顾客药品质量投诉的管理。

(1) 凡本企业所经营药品因质量问题，而由用药顾客向本企业提出的质量查询、情况反映等（包括书面、电话、电子邮件等），均属本制度管理范围。

(2) 药品质量投诉管理部门为质量管理部门。

(3) 在接到药品质量投诉时，应及时做好真实详细记录，并及时向配送中心经理汇报，通知仓库按规定暂停该药的出库，挂上黄色标志牌，暂停销售该药品。同时通知投诉方立即停止使用该药品。对因使用药品造成质量事故的，除按本制度受理外，还应按“质量事故管理制度”处理；属于药品不良反应的，除按本制度受理外，还应按“药品不良反应报告制度”处理。

(4) 接到药品质量投诉，本市用户应在 24 小时内派质量管理人员找投诉人进行核实，对外地的投诉应尽快查核并在 3 天内对投诉人有所答复。

(5) 经核实确认药品质量合格，应在确认后 24 小时内通知投诉用户，可以恢复使用，提醒使用时详细向临床医生咨询，在医生指导下服药。并通知配送中心和仓库解除该药品的暂停发货，恢复该药品销售。

（6）经核实确认药品质量不合格，且该批号药品未超过有效期的，按“不合格药品管理制度”办理。

（7）若经调查了解确认该药品为假冒本公司的药品，应及时报告市药品监督管理部门，协助核查，以弄清事实真相。

13. 用户访问制度

为了完善药品质量信息反馈和提高服务质量，特制定用户访问制度。适用于连锁药店配送中心对门店、门店对顾客访问活动的管理工作。

（1）连锁药店各门店是配送中心的直接服务对象，对门店药品质量、工作质量和服务质量的基本评定，应选择合适的方式开展门店访问活动，征求门店意见，了解门店需求，介绍药品信息，改进服务工作。

（2）连锁药店公司各部门要树立一切为连锁药店门店服务的思想，文明诚信，优质服务，积极做好门店访问工作，重视门店对药品质量和工作质量、服务质量的意见和建议。连锁药店公司负有访问任务的主要部门有质量管理部门和商管部门、配送中心。

（3）对连锁药店门店访问的内容如下。

① 对药品外观、内在、包装质量方面的问题和意见。

② 对厂牌和药品品牌的要求。

③ 对药品的总体需求和对特殊品种的需求。

④ 对连锁药店公司在质量、供应、送货、售后服务等方面的意见和建议。

⑤ 对连锁药店公司在工作质量、服务态度、服务水平等方面的意见和建议。

（4）连锁药店配送中心对配送的药品，特别是新品种，应定期或不定期上门访问或召开连锁药店门店座谈会，发放质量管理工作意见征询单和利用会议调研等方式，广泛征求收集各门店意见，做好访问记录和资料收集，会同质管部门建立访问工作档案。

（5）对连锁药店门店反映的质量问题（药品质量、工作质量、服务质量）应区别情况，认真对待、处理，对于实属药品质量问题应无条件退货，并详细登记退货记录。

（6）按照全面质量管理的要求，对连锁药店门店反映的意见要认真研究对待，提出问题症结和整改措施，尤其是合理化建议和要求，应积极吸纳，做到件件有交代、桩桩有落实，以改进经营方法，提高经营管理水平。

（7）连锁药店零售门店的用户是顾客，各门店要注意收集顾客对药品质量、品种供应、服务质量等方面的意见和建议，及时调整品种，增加服务项目，提高服务质量，连锁门店以现场征询意见为主，可设立意见簿、缺货登记簿、开展顾客满意度征询等，也可对重点顾客上门走访征询意见和建议。

14. 计量管理制度

为了加强计量器具的管理，特制定计量管理制度。适用于计量器具的采购、使用、年检的管理。

（1）贯彻执行《中华人民共和国计量法》，加强企业计量管理工作，保证单位制度的统一和量值传递的准确、可靠，实现计量准确、检测准确，保障人民用药安全。

（2）质量管理部门为连锁药店公司计量管理职能部门，负责连锁药店公司计量管理工作，连锁药店各门店应指定人员负责本连锁药店门店的计量管理工作。

（3）计量器具的采购、领用、年检、报废由质管部门统一负责。按照计量器具的添置计划，由质管部门统一采购或授权使用部门自行采购，购进的计量器具报质管部门审核后方可入库，凡无出厂合格证，未盖合格印章的计量器具不得购进和使用。

（4）连锁药店各门店领用或购进的计量器具，按规定登记造册。一般器具、温度计、架盘秤、衡器等通用器具的技术档案由各使用部门保管，贵重仪器、仪表应由质量管理部门逐台建立技术档案、保管有关资料。建档后由质管部门在规定时间内做出首次检定，办理必要手续，否则不得启用。

(5) 各种计量器具的使用和管理，必须按有关规定和操作规程进行，做到正确使用，妥善保管。精密、贵重仪器要逐台建立使用登记本，逐项、逐次、逐人如实填写。使用部门应指定专人对计量器具维护保养。凡需对计量器具检修保养应报告质管部统一安排。

(6) 质量管理部门应根据连锁药店公司实际情况，编制计量器具的配备计划，负责组织编制计量器具的周检（周期检定）计划、送检计划，并做好日程安排，确保计量器具的完好、准确、周检率达100%。同时负责填报各种计量报表，汇总有关资料和报废重要器具，定期组织计量网络活动，检查督促各部门计量管理工作。

(7) 对各种计量器具应进行周期检定，经市检测部门测试合格，获得合格证后方可继续使用。属强检的计量器具应按规定送省、市计量管理部门检定。

(8) 本企业内各种文件、报表、凭证、资料等，必须使用全国统一规定的法定计量单位。

15. 质量信息管理制度

为了建立质量保证体系，确保药品进、存、销过程中的质量信息反馈畅通，特制订质量信息管理。该制度适用于药品质量信息的管理工作。

(1) 质量管理部门为连锁药店公司质量信息中心，负责质量信息的传递、汇总、处理。

(2) 质量信息包括以下内容。

① 国家和行业有关质量政策、法律、法规等。

② 供货单位的人员、设备、工艺、制度等生产质量保证能力情况。

③ 同行竞争对手的质量措施、质量水平、质量效益等。

④ 企业内部经营环节中与质量有关的数据、资料、记录、报表、文件等，包括药品质量、环境质量、服务质量、工作质量各个方面。

⑤ 上级质量监督检查发现的与本部门相关的质量信息。

⑥ 消费者的质量查询、质量反映和质量投诉等。

(3) 质量信息分级

① A类信息：指对公司有重大影响，需要公司总经理做出决策，并由公司有关部门协同配合处理的信息。

② B类信息：指涉及公司两个以上部门，需由公司分管经理或质量管理部门协调处理的信息。

③ C类信息：只涉及一个部门，需由部门领导协调处理的信息。

(4) 质量信息的收集原则为准确、及时、适用、经济。

(5) 质量信息的收集方法如下。

① 企业内部信息：通过统计表定期反映各类质量相关信息；通过质量分析会、工作汇报会等会议收集质量有关信息；通过各部门填报质量信息反馈单及相关记录实现质量信息传递；通过现有信息的分析处理获取所需质量信息。

② 企业外部信息：通过问卷、座谈会、电话访问等调查方式收集质量信息；通过现场观察与咨询来了解相关质量信息；通过人际关系网络得到质量信息；通过现有信息的分析处理获得所需质量信息。

(6) 质量信息的处理。

① A类信息：由企业领导决策，质量信息中心负责组织传递并督促执行。

② B类信息：由主管协调部门决策并督促执行，质量信息中心组织传递和反馈。

③ C类信息：由部门决策协调执行，并将结果报质量信息中心汇总。

（7）建立完善的质量信息反馈系统，质量管理部按季填写《药品质量信息报表》并上报有关部门，对异常、突发的质量信息要以书面形式在24小时内迅速向有关部门反馈，确保质量信息的及时畅通传递和准确有效利用。

（8）各部门应相互协调、配合，将质量信息报质量管理部门，再由质量管理部门分析汇总后报公司总经理审阅，然后将处理意见以信息反馈单方式传递至执行部门，此过程文字资料由质量管理部门备份存档。如因工作失误造成质量信息未按要求及时、准确反馈，连续出现两次者将在质量考核中进行处罚。

五、工作人员职责

1. 连锁药店配送中心经理质量责任制度

为了规范连锁药店配送中心经理质量责任，特制定配送中心经理质量责任制度。适用于配送中心经理质量责任的管理。

（1）认真学习贯彻药品管理的法律、法规和连锁药店公司的质量方针、目标、计划，对配送中心的药品质量负责。

（2）正确理解并积极推行连锁药店公司的质量管理制度，配合质量管理部门，认真抓好制度的落实，并严格按制度考核奖惩。

（3）负责连锁药店配送中心人员的质量管理教育和工作分工，负责对药品购进和配送的质量管理，明确配送中心人员的岗位职责。

（4）每季深入到连锁药店仓库、门店了解和掌握配送中心的药品库存和货源情况，了解门店的经营销售情况，及时掌握市场的信息变化，组织适销品种，增加新品种，保证连锁门店的销售需求。

（5）经常深入到连锁药店门店征求意见，做好为门店服务的管理，及时帮助门店搞好销售服务工作，协调好配送中心和门店的供需关系。

（6）重视顾客的质量投诉意见，发现质量事故要及时报告，本着“三不放过”的原则，及时分析处理。对已售的药品发现有质量问题，应及时追回认真处理，重大问题，逐级上报并做好文字记录。

（7）认真落实药品不良反应报告制度，注意收集本部门出售药品的不良反应情况，及时上报。

（8）经常检查督促各经营环节的质量工作，组织好经营过程的各种原始记录和统计工作，保证各种原始凭证资料的完整性、准确性和可追溯性。

（9）按连锁药店公司质量管理制度的规定，组织对配送中心的进货质量进行评审。

2. 连锁药店运输（送货）员质量责任制度

为规范运输（送货）员质量责任，特制定本制度，便于对运输（送货）员质量责任的管理。

（1）加强“质量第一”的意识，严格按《中华人民共和国药品管理法》和GSP等规定办事。

（2）装运药品要品名、标识清楚，数量准确，堆码整齐，不得将药品包装倒置、重压，堆码高度适中。

（3）发运药品应包装牢固，标识清晰，严格按药品的包装条件和道路情况配装、运输。需冷藏保存的药品运输途全中应有冷藏设施，特殊药品应尽量缩短运输距离和时间。凡冷藏运输的药品应在运输单上做“冷藏运输”字样的记录。

（4）文明装卸，轻拿轻放，防止包装和药品破损，确保药品安全。运输交接单应字迹清楚，项目齐全，货单相符，交接手续完备。

（5）运输交接单应字迹清楚，项目齐全，货单相符。药品送达各门店时应以配送单据上的最小单位逐一进行实物交接和单据交接，交接人要签字盖章。交接单要定期装订保存，不得丢失。

（6）及时向仓库主任和质量管理部门反映运输过程中收集的质量信息及可能发生的质量问题。

（7）对本人运送的药品，因为人为原因造成的质量事故按企业有关规定处理。

思考题

1. 简述药品配送的操作程序。
2. 怎样办理药品购进退回？
3. 退货药品的操作程序是什么？
4. 不合格药品的操作程序是什么？

第十七单元　非处方药的管理

【课程描述】

本单元是为非处方药管理而开发的专业单元。实施依据为《中华人民共和国药品管理法》、《中华人民共和国药品管理法实施条例》、《处方药与非处方药分类管理办法（试行）》、《处方药与非处方药流通管理暂行规定》等法律、法规。

【学习要点】

处方药、非处方药的概念，非处方药的特点以及非处方药的标识。

一、处方药和非处方药简介

（一）处方药

处方药系指必须凭执业医师或者执业助理医师处方才能购买和使用的药品。国外常用术语有 Prescription Drug、Ethical（Ethic）Drug Legend Drug，简称R。在处方的左上角，常写有Rp或R（拉丁文*Recipe*"请取"的缩写）标示，表示医师请取用此药。所以，"R"有处方药之意。

1. 处方药范围

（1）国际规定管制的特殊药品，如麻醉药品（如吗啡、哌替啶等）、精神药品（如地西泮、咖啡因等）、医用毒性药品（如阿托品、马钱子等）、放射性药品。

（2）药品自身毒性比较大，如抗肿瘤药（如环磷酰胺、顺铂等）。

（3）非肠道给药制剂，主要指注射剂（如大输液、粉针剂等）。

（4）新上市的药品，尚待进一步观察其药理作用、不良反应等。

2. 处方药的使用

（1）麻醉药品、放射性药品、第一类精神药品、终止妊娠药品、蛋白同化制剂、肽类激素（胰岛素除外）、药品类易制毒化学品、疫苗、以及我国法律法规规定的其他药品零售企业不得经营的药品，在全国范围内药品零售企业（药店）不得经营。

（2）注射剂、医疗用毒性药品、第二类精神药品、上述以外其他按兴奋剂管理的药品、精神障碍治疗药（抗精神病药、抗焦虑药、抗躁狂药、抗抑郁药）、抗病毒药（逆转录酶抑制剂和蛋白酶抑制剂）、肿瘤治疗药、含麻醉药品的复方口服溶液和曲马多制剂、未列入非处方药目录的抗菌药和激素、以及国家局公布的其他必须凭处方销售的药品，在全国范围内药品零售企业做到凭处方销售。

（二）非处方药（OTC）

非处方药是指不需要执业医师或者执业助理医师处方消费者即可自行判断、购买及使用的药品。

国外非处方药术语有 Nonpresecnription drug（非处方药）、Proprietary Nonprescription Drug（商品名非处方药）Over the Counter Drug（柜台销售药）。其中“Over the Counter Drug”，简称为 OTC Drug、OTC 药。OTC 作为非处方药已为国际上通用。

非处方药的特点及使用注意事项介绍如下。

1. 非处方药的特点

（1）使用安全　非处方药是根据长期临床使用，被证实安全性大的药品，消费者能够自我诊断病情，自行在药店或者商店购买，不需要执业医师或者助理执业医师的处方。根据药品说明书即可正确使用，一般不会出现严重的不良反应或者中毒反应。

（2）质量稳定　即使在一般贮存条件下，贮存较长时间也不会变质。包装符合要求。

（3）说明书、标签简明易懂　可指导合理用药，药品包装规范化。

（4）疗效确切　有效成分稳定、无毒，无药物依赖性，不良反应少而小，且使用方便。消费者能够根据药物作用、用途进行使用。缓解轻度不适、治疗轻微的病症或慢性疾病疗效确切。连续多次用药后，不会引起疗效降低。

（5）使用方便　非处方药以口服、外用等为主，药品剂量容易掌握，消费者可以自行使用。

（6）网络销售　乙类非处方药可以通过网络销售，这样既可以降低销售成本，又能方便群众购药。

2. 合理使用非处方药的注意事项

（1）药品外包装上应有药名、适应证、批准文号、注册商标、生产厂家等。不要买无批准文号、无生产厂家、无药品名称、无厂名厂址的药品，不要买包装破损或封口被开过的药品。

允许网上销售的非处方药，可以选择经批准有销售资质的销售单位购买，即要到合法药店或商店购买。

（2）正确自我判断、正确选用药品。消费者对自己的症状应做正确的自我判断，查看非处方药品手册中有关的介绍，或在购买前咨询执业医师、执业药师，正确挑选适宜的药品。如含蔗糖的糖浆剂、颗粒剂等，糖尿病患者不宜应用，应选用无糖剂型。

（3）详细阅读药品说明书。药品说明书是指导用药的最重要、最权威的信息资料，药品的主要信息都记录在此。要严格按照药品说明书的要求，并结合患者的病情、性别、年龄等，掌握合适的用法、用量和疗效。若列有禁忌证，应慎重或向执业医师或执业药师咨询。

（4）严格按药品说明书用药。不可超量或过久服用，使用非处方药进行自我药疗一段时间（一般 3 天）后，如症状未见减轻或缓解，应及时到医院诊断治疗，以免贻误病情。

（5）应妥善保管好药品。贮存中应注意温度、湿度、光线对药品的影响，经常检查药品的有效期。切勿混用，更不能放在小儿可触及之处，避免小儿误服而发生危险。

（6）防止滥用。既不可“无病用药”，亦不可疾病痊愈后继续用药。

二、非处方药的标识

1. 非处方药专有标识管理规定

根据《处方药与非处方药分类管理办法》（试行），为了规范非处方药药品的管理，国家药品监督管理局于 1999 年 11 月 19 日，制定了关于《非处方药专有标识管理规定》（暂行）。

规定内容如下。

（1）非处方药专有标识是用于已列入《国家非处方药目录》，并通过药品监督管理部门审核登记的非处方药药品标签、使用说明书、内包装、外包装的专有标识，也可用作经营非处方药药品的企业指南性标志。

（2）国家药品监督管理局负责制定、公布非处方药专有标识及其管理规定。

（3）非处方药药品自药品监督管理部门核发《非处方药药品审核登记证书》之日起，可以使用非处方药专有标识。

非处方药药品自药品监督管理部门核发《非处方药药品审核登记证书》之日起12个月后，其药品标签、使用说明书、内包装、外包装上必须印有非处方药专有标识。未印有非处方药专有标识的非处方药药品一律不准出厂。

（4）经营非处方药药品的企业自2000年1月1日起可以使用非处方药专有标识。

经营非处方药药品的企业在使用非处方药专有标识时，必须按照国家药品监督管理部门公布的坐标比例和色标要求使用。

（5）非处方药专有标识图案分为红色和绿色，红色专有标识用于甲类非处方药药品，绿色专有标识用于乙类非处方药药品和用作指南性标志。

（6）使用非处方药专有标识时，药品的使用说明书和大包装可以单色印刷，标签和其他包装必须按照国家药品监督管理部公布的色标要求印刷。单色印刷时，非处方药专有标识下方必须标示“甲类”或“乙类”字样。

非处方药专有标识应与药品标签、使用说明书、内包装、外包装一体化印刷，其大小可根据实际需要设定，但必须醒目、清晰，并按照国家药品监督管理部门公布的坐标比例使用。

非处方药药品标签、使用说明书和每个销售基本单元包装印有中文药品通用名称（商品名称）的一面（侧），其右上角是非处方药专有标识的固定位置。

（7）违反本规定，按《中华人民共和国药品管理法》及相关法律规定进行处罚。

（8）本规定由国家食品药品监督管理局负责解释。

2. 非处方药标识示例

（1）警示语　一般放在样橱上方灯箱上，或放在商店醒目的位置，尺寸自定，文字为白底绿字（见图17-1）。

非处方药	处方药
请仔细阅读药品使用说明书并按说明使用或在药师指导下购买和使用	凭医师处方销售，购买和使用

图17-1　处方药与非处方药标识警示语

（2）指南性标识　椭圆形标识为绿底白色，文字为白底绿字。非处方药专有标识色标为C100M50Y70。非处方药指南性标识见图17-2。

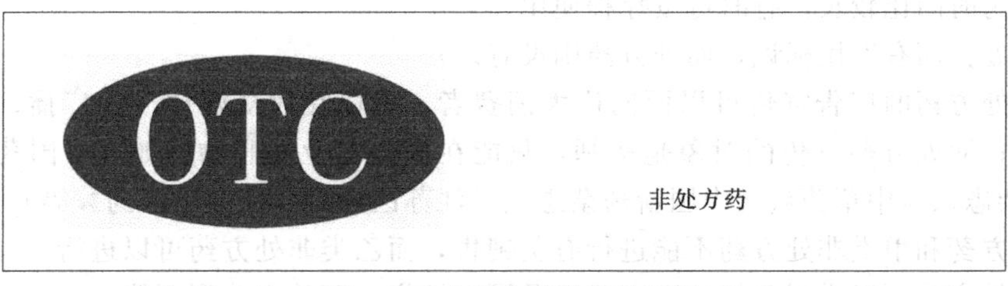

图17-2　非处方药指南性标识

① 商品陈列橱

a. 无玻璃门的陈列橱，贴在橱的顶部中间。

b. 有玻璃门的陈列橱，贴在玻璃门左上角。

② 柜台标识

a. 放在玻璃柜台台面内侧中间（反贴，可防止磨损）。

b. 贴在柜台正面左上角。

三、非处方药遴选原则

我国非处方药按照“安全有效、慎重从严、结合国情、中西（药）并重”的指导思想，确定“应用安全、疗效确切、质量稳定、使用方便”的遴选原则，从 1999 年 6 月至今已经从上市的化学药品、中成药中多次遴选出符合我国国情的非处方药。

1. 应用安全

药品的安全性是遴选非处方药应首先考虑的主要因素和条件，也是非处方药与处方药的区别。消费者在用非处方药治疗小伤小病的时候，能自行安全使用，而无需医生的指导。因为非处方药的不良反应一般比较小。

2. 疗效确切

非处方药经长期临床观察疗效可靠，主治病症明确，易为消费者掌握和使用；使用剂量不需调整，无需进行特殊试验、检查和监测。

3. 质量稳定

非处方药不仅要求安全有效，而且要求理化性质稳定，其制剂便于保存，质量有可靠质控方法和质量标准作保证。包装严密，标明了有效期及生产批号，消费者能够判断是否在有效期内。

4. 使用方便

非处方药标签与使用说明书均通俗易懂，消费者易于掌握。非处方药为单剂量包装，包装严密。患者开启与携带方便。

四、处方药与非处方药的关系

1. 处方药与非处方药的区别

（1）非处方药是消费者根据自己的病情，进行自我诊断治疗，以解除小病（如感冒）、小伤的症状或一些慢性疾病（如慢性支气管炎）的维持治疗，不需要执业医师或执业助理医师处方，仔细阅读药品使用说明书并按照说明使用，或向执业药师或者其他药学技术人员咨询，直接在药店、医院的便民药房购买使用；处方药用于病情比较严重的疾病，需要经过医师的诊断治疗，凭执业医师或执业助理医师的处方在医院药房、药店购买使用。

（2）对于乙类非处方药还可以在有销售资质的超市购买；而处方药则不能。

（3）非处方药以口服、外用为主，一般用药时间较短；而处方药给药途径有注射、口服等，一般用药时间比较长，有时可按疗程使用。

（4）非处方药有专用标识，而处方药则没有。

（5）非处方药的广告宣传可以面向广大消费者，可以在大众媒体（如广播、电视、报纸）等发布；而处方药宣传的对象是医师，只能在医药专业性刊物（如《中国药学杂志》、《中华医学杂志》、《中草药》、《中国新药杂志》、《江苏医药》、《江苏中医药》等）上发布。

（6）处方药和甲类非处方药不能进行有奖销售，而乙类非处方药可以进行。

（7）非处方药可以进行开架自选方式以及网上销售，而处方药则不能。

2. 处方药与非处方药在一定条件下可以相互转化

非处方药是从处方药中遴选出来的，非处方药在使用过程中，还要随时监测其不良反应，对那些有严重不良反应的非处方药，也可以从非处方药重新转换为处方药，如治疗感冒的盐酸苯丙胺（PPA）在我国该药是属于精神药品管理的，受限在复方制剂中使用。苯丙醇胺的不良反应主要有易引起头痛、头昏、眩晕、心悸、血压升高，还可诱发心脏过早搏动、癫痫等。美国食品药品管理局（FDA）的非处方药顾问委员会提议，将 PPA 重新列入“危险药物”，原因是研究发现 PPA 有增加出血性脑卒中危险的新的不良反应。我国国家药品不良反应监测中心提供的现有资料及有关资料显示，服用含有苯丙醇胺药物制剂，易发生心律失常、高血压等严重不良反应。2000 年 11 月 15 日国家药品监督管理局发布了《关于暂停使用和销售含苯丙醇胺药品制剂的通知》，同时发布了《关于撤销国药准字、卫药准字号药品中含苯丙醇胺药品生产批准文号的通知》，淘汰了一些含有盐酸苯丙醇胺的药物，以保障人民群众的用药安全。

2005 年 12 月 20 日国家食品药品管理局发布了《关于氯霉素滴耳剂等 12 种非处方药转换为处方药的通知》，根据有关法规和对非处方药安全性的监测评估情况，为进一步保障公众用药安全有效，决定将氯霉素滴耳剂等 12 种非处方药（其中化学药品 9 种，中成药 3 种）转化为处方药，按处方药管理。

思考题

1. 我国是什么时间实施非处方药制度的？
2. 什么是非处方药？它的英文是什么？意义是什么？
3. 使用非处方药的注意事项是什么？
4. 我国药品管理法律、法规规定的药品零售企业不得经营的处方药有哪几类？
5. 什么是处方药？处方药、非处方药的警示语是什么？
6. 我国指定非处方药的指导思想是什么？非处方药的遴选原则是什么？

附录1　企业（公司）名称预先核准申请书（共4页）

企业（公司）名称预先核准申请书

敬　　告

1. 在签署文件和填表前，申请人应当阅读过《中华人民共和国公司法》、《中华人民共和国公司登记管理条例》、《中华人民共和国企业法人登记管理条例》、《中华人民共和国企业法人登记管理条例施行细则》、《企业名称登记管理规定》、《企业名称登记管理实施办法》和本申请书，并确知其享有的权利和应承担的义务。

2. 申请人无需保证即应对其提交文件、证件的真实性、有效性和合法性承担责任。

3. 提交的文件、证件应当使用A4型纸。

4. 应当使用蓝色、黑色钢笔，毛笔或签字笔工整地填写表格或签字。

××省工商行政管理局制

企业名称预先核准申请一次性告知书

一、投资人只需按照本申请书格式要求认真填写有关内容，即可申请企业名称预先核准。

二、投资人应依法慎重选择申请的企业名称，避免侵犯社会和他人的合法权益，因使用核准登记的企业名称造成社会和他人损害的，应承担相应的责任。

三、除提交本册文书外，投资人还应当依法提交如下身份证明：

1. 投资人为自然人的，提交身份证复印件，由被委托人署明“与原件无误”并签名；

2. 投资人为企业的，提交企业营业执照复印件，并加盖本事业单位公章；

3. 投资人为事业单位的，提交事业单位法人证书复印件，并加盖本事业单位公章；

4. 投资人为社会团体的，提交社会团体登记证书复印件，并加盖本社会团体公章。

四、企业名称预先核准的机关与拟设企业登记机关不一致的，投资人还应当提交拟设企业登记机关的名称查询清单。

五、被委托人应当携带身份证原件供核对。

六、申请冠以“中国”、“中华”、“国家”、“全国”、“国际”字词的，应向国家工商总局申请，并应当提交国务院的批准文件。

七、报社、杂志社、期刊社在企业名称中使用报纸、杂志、期刊字词的，应对这些字词使用书名号。

八、本申请应采用A4规格纸印制，投资人可采用A4规格纸自行双面复印。

九、投资人应当使用钢笔、签字笔或毛笔工整填写有关内容和签名，除签名外，其他内容可以打印。

十、对字迹潦草、书写不清、难以辨认的，企业登记机关的名称核准受理人员有权要求投资人重新填写。

十一、已核准但未完成企业登记的名称，投资人、投资额、登记机关发生变化的，应向名称原核准机关重新申请企业名称预先核准，并应申请撤消原企业名称。

十二、除当场提交且不予受理的申请资料外，企业名称申请材料一律不予退还。

十三、名称预先核准时不审查投资人资格和企业设立登记条件，投资人资格和企业设立登记条件在企业登记时审查。投资人不得以企业名称已核为由抗辩企业登记机关对投资人资格和企业设立登记条件的审查。企业登记机关也不得以企业名称已核为由不予审查就准予企业设立登记。

十四、全体投资人应予本册文书末尾处签名（自然人）或盖章（企业、事业单位、社会团体），对本册文书所填内容予以确认。

企业（公司）名称预先核准申请事项

申请企业名称			
备选企业名称			
主要经营业务			
注册资本(金)	万元	企业类型	
住所			

投　资　人　出　资　情　况

序号	姓名(名称)	证照号码	投资额(万元)	投资比例(%)
1				
2				
3				
4				
5				
6				
7				
8				
9				
10				

（投资人写不下的可另备页面载明，并由全体投资人签名或盖章确认）

申请名称预先核准委托书

兹委托____________________前来办理企业名称预先核准事宜。

委托有效期限自________年____月____日至______年____月____日。

委托权限如下（在所选唯一项目前的括号内打“√”，选择两项及以上或涂改的，本委托书无效。）

（　　）1. 不同意修改本申请书的任何文字内容。

（　　）2. 同意修改本申请书出现的错别字、遗漏或误加的文字。

（　　）3. 同意修改本申请书出现的错别字、遗漏或误加的文字，并且，如申请的企业名称未能核准，授权修改、增加或减少企业名称字词表述。

（　　）4. 同意修改本申请书的任何文字内容。

被委托人身份证复印件粘贴处

被委托人签名：　　　　　　　　　　　　　　联系电话：

通信地址及邮政编码：

（全体投资人签名盖章处）

年　　月　　日

附录2　药品经营质量管理规范认证申请书（共4页）

药品经营质量管理规范认证申请书

（零售）

受理编号：

申请单位：　　（公章）

填报日期　　　年　月　日

受理部门：

受理日期：　　　年　月　日

××省食品药品监督管理局制

<table>
<tr><td>企业名称</td><td colspan="8"></td></tr>
<tr><td>地址</td><td colspan="4"></td><td>邮编</td><td colspan="3"></td></tr>
<tr><td>经营方式</td><td colspan="2"></td><td colspan="2">经营范围</td><td colspan="4"></td></tr>
<tr><td>经济性质</td><td></td><td>开办时间</td><td></td><td>职工人数</td><td></td><td colspan="2">上年销售额(万元)</td><td></td></tr>
<tr><td>法定代表人(企业负责人)</td><td></td><td>职务</td><td colspan="2"></td><td colspan="2">执业药师或技术职称</td><td colspan="2"></td></tr>
<tr><td>企业质量负责人</td><td></td><td>职务</td><td colspan="2"></td><td colspan="2">执业药师或技术职称</td><td colspan="2"></td></tr>
<tr><td>质量管理部门负责人</td><td></td><td>职务</td><td colspan="2"></td><td colspan="2">执业药师或技术职称</td><td colspan="2"></td></tr>
<tr><td>联系人</td><td></td><td>电话</td><td colspan="2"></td><td colspan="2">传真</td><td colspan="2"></td></tr>
<tr><td>企业基本情况</td><td colspan="8"></td></tr>
<tr><td>填报说明</td><td colspan="8">1. 内容填写应准确、完整，不得涂改和复印。
2. 报送认证申请书及其他申报情况表时，按有关栏目填写执业药师或专业技术职称和学历的情况，应附有执业药师注册证书或专业技术职称证书和学历证书的复印件。
3. 认证申请书以及其他申报资料，应统一使用A4型纸张，标明目录及页码并装订成册。</td></tr>
</table>

<table>
<tr><td rowspan="15">县（区）药监局初审</td><td colspan="2">12个月内有无经销假劣药品的问题</td><td></td></tr>
<tr><td>经销假劣药品问题的说明及审查结果</td><td colspan="2"></td></tr>
<tr><td rowspan="11">申请资料审查</td><td>审　查　项　目</td><td>审查结果</td></tr>
<tr><td>1.《药品经营许可证》和营业执照复印件</td><td></td></tr>
<tr><td>2. 企业实施GSP情况的自查报告</td><td></td></tr>
<tr><td>3. 企业非违规经销假劣药品问题的说明及有效的证明文件</td><td></td></tr>
<tr><td>4. 企业负责人和质量管理人员情况表</td><td></td></tr>
<tr><td>5. 企业药品验收、养护人员情况表</td><td></td></tr>
<tr><td>6. 企业经营场所、仓储等设施、设备情况表</td><td></td></tr>
<tr><td>7. 企业药品经营质量管理制度目录</td><td></td></tr>
<tr><td>8. 企业质量管理组织、机构的设置与职能框图</td><td></td></tr>
<tr><td>9. 企业经营场所和仓库的平面图</td><td></td></tr>
<tr><td>10. 其他</td><td></td></tr>
<tr><td>初审意见</td><td colspan="2">经办人：　　　　年　月　　日
负责人：　　　　年　月　　日（公章）</td></tr>
</table>

<table>
<tr><td rowspan="2">现场检查情况</td><td>检查时间</td><td colspan="2">检查组成员</td><td>检查结论</td></tr>
<tr><td>自：　年　月　日
至：　年　月　日</td><td colspan="2">组长：
组员：</td><td></td></tr>
<tr><td rowspan="2">公示情况</td><td>公示时间</td><td colspan="2">公示形式</td><td>公示结果</td></tr>
<tr><td>自：　年　月　日
至：　年　月　日</td><td colspan="2"></td><td></td></tr>
<tr><td rowspan="3">省辖市药监局审批意见</td><td>审查意见</td><td colspan="3">部门经办人：　年　月　日</td></tr>
<tr><td>审核意见</td><td colspan="3">部门负责人：　年　月　日</td></tr>
<tr><td>审批意见</td><td colspan="3">审批人：　年　月　日</td></tr>
<tr><td>证书</td><td>编号</td><td></td><td>证书有效期</td><td></td></tr>
</table>

附录3　医药商品购销员国家职业标准

1　职业概况

1.1　职业名称

医药商品购销员。

1.2　职业定义

从事药品采购及咨询服务的人员。

1.3　职业等级

本职业设3个等级，分别为初级（国家职业资格五级）、中级（国家职业资格四级）、高级（国家职业资格三级）。

1.4　职业环境

室内、常温。

1.5　职业能力特征

手指、手臂灵活，色、味、嗅、听等感官正常，具有一定的观察、判断、理解、计算和表达能力。

1.6　基本文化程度

高中毕业（或同等学力）。

1.7　培训要求

1.7.1　培训期限

全日制职业学校教育，根据其培养目标和教学计划进行确定。晋级培训期限：初级不少于300标准学时；中级、高级不少于200标准学时。

1.7.2　培训教师

培训初级、中级医药商品购销员的教师应具有本职业高级资格证书或相关专业初级以上专业技术职务任职资格；培训高级医药商品购销员的教师应具有本专业中级以上专业技术职务任职资格。

1.7.3　培训场地设备

标准教室及必要的教学、实验设备和工具。

1.8　鉴定要求

1.8.1　适用对象

从事或准备从事本职业的人员。

1.8.2　申报条件

——初级（具备以下条件之一者）

① 经本职业初级正规培训达规定标准学时数，并取得毕（结）业证书。

② 从事本职业学徒期满。

③ 连续从事本职业2年以上。

——中级（具备以下条件之一者）

① 取得本职初级职业资格证书，连续从事本职业工作3年以上，经本职业中级正规培训达规定标准学时数，并取得毕（结）业证书。

② 取得本职业初级职业资格证书后，连续从事本职业工作5年以上。

③ 连续从事本职业工作7年以上。

④ 取得经劳动保障行政部门审核认定的、以中级技能为培养目标的中等以上职业学校药学专业毕业证书。

——高级（具备以下条件之一者）

① 取得本职业中级职业资格证书后，连续从事本职业工作4年以上，经本职业高级正规培训达规定标准学时数，并取得毕（结）业证书。

② 取得本职业中级职业资格证书后，连续从事本职业工作7年以上。

③ 取得高级技工学校或经劳动保障行政部门审核认定的、以高级技能为培养目标的高等职业学校药学专业毕业证书。

1.8.3 鉴定方式

分为理论知识考试和技能操作考核，理论知识考试采用闭卷笔试方式，技能操作考核采用现场实际操作方式。理论知识考试和技能操作考核均实行百分制，成绩皆达60分以上者为合格。

1.8.4 考评人员与考生配比

理论知识考试考评人员与考生配比为1∶20，每个标准教室不少于2名考评人；技能操作考核考评员与考生比为1∶5，且不少于3名考评员．

1.8.5 鉴定时间

各等级的理论考试时间均为120分钟，技能操作考核时间为60分钟。

1.8.6 鉴定场所设备

理论知识考试场所为标准教室，技能鉴定场所应具备能满足技能鉴定需要的场所，以及实施考核所需的工具和设备。

2 基本要求

2.1 职业道德

2.1.1 职业道德基本知识

2.1.2 职业守则

遵纪守法，爱岗敬业；

质量为本，真诚守信；

急人所难，救死扶伤；

文明经商，服务热情。

2.2 基础知识

2.2.1 法律法规基本知识

（一）药品管理法及实施办法；

（二）药品经营质量管理规范及实施办法；

（三）消费者权益保护法、反不正当竞争法、产品质量法、劳动法的相关内容。

2.2.2 医药基础知识

（一）医学基础知识

① 人体构成、重要脏器的位置及结构；

② 病原微生物的类别、致病特性；

③ 免疫、抗原、抗体等基本概念。

（二）药物的基础知识

① 药物的分类、剂型特点、质量标准及包装标识；

② 药物体内过程的概念，半衰期的含义和意义；

③ 药物的基本作用及影响作用的因素。

2.2.3 安全知识

(一) 防火防爆等消防知识；

(二) 安全用电常识。

3 工作要求

本标准对初级、中级、高级的技能要求依次递进，高级别包括低级别的要求。

3.1 初级

职业功能	工作内容	技能要求	相关知识
一、顾客服务	(一)接待顾客	1. 会用礼貌用语 2. 能与顾客交流、了解顾客需求	1. 社交礼仪知识 2. 行业服务忌语
	(二)提供服务	1. 能主动、热情、耐心、周到地为顾客服务 2. 能主动为顾客包扎商品及礼品包装	1. 医药商业服务规范 2. 包装知识
二、药品介绍	介绍药品知识	1. 能读解常用药品的通用名、商品名、缩写英文名 2. 能介绍常用药品的适应证，使用方法 3. 能区别处方药与非处方药	1. 药品的通用名、商品名、缩写英文名 2. 常用药品的适应证和使用方法 3. 处方药与非处方药的基本知识
三、药品销售	(一)销售准备	1. 能按卫生要求清洁营业场所 2. 能按售前操作规程清点、添加药品	药品销售的售前操作规程
	(二)销售实施	1. 能正确发药、收款、找零 2. 能填制、审核数据 3. 能进行每日销售结算和填写日报表	1. 票据法有关规定 2. 药品销售的售中操作规程 3. 税制票据的种类及票据书写方法
	(三)销售记录	1. 能记录销售药品的品名、规格、数量、金额等 2. 能收集顾客资料和意见并记录	1. 药品销售的售后操作规程 2. 药品经营的商品流转和凭证管理
四、药品的陈列与保管	(一)药品分类陈列	能按用途、剂型、性质及管理要求分类陈列药品	药品分类知识和有关规定
	(二)药品保管	1. 能按药品性质保管药品 2. 能做好营业场所、仓库的温湿度记录及调控	药品保管基本要求

3.2 中级

职业功能	工作内容	技能要求	相关知识
一、顾客服务	（一）接待顾客查询	1. 能正确接待顾客的查询并做好记录 2. 能正确处理顾客的来函、来电业务并做好记录	1. 咨询服务的类型 2. 医药商业服务知识
	（二）处理顾客投诉	1. 能正确处理顾客的投诉并做好记录 2. 能处理退换货事件	1. 处理顾客投诉的技巧 2. 顾客投诉的处理原则与流程
二、药品介绍	介绍药品知识	1. 能根据顾客需求推荐药品 2. 能介绍常用药品的作用、用途、不良反应及注意事项 3. 能看懂处方用语	1. 常见病基础知识 2. 常用药品的作用、用途、不良反应及注意事项 3. 处方的结构与处方用语
三、药品购销	（一）购进药品	1. 能填报首营品种经营审批表 2. 能签订采购合同 3. 能根据进、销、存动态编制采购计划 4. 能整理、分析、归档供应商资料及购进记录	1. 首营品种的规定 2. 采购合同的种类及签订的注意事项 3. 编制采购计划要点 4. 购进记录的内容及要求 5. 客户档案的内容及要求
	（二）销售药品	1. 能签订销售合同 2. 能整理、分析、归档客户资料及销售记录 3. 能正确进行调价操作	1. 销售合同的种类及签订的注意事项 2. 物价管理的有关规定 3. 谈判基础知识 4. 销售记录的内容及要求
四、药品的保管养护	（一）药品的日常养护	1. 能对入库和退回药品进行验收 2. 能进行效期药品的管理 3. 能进行在库药品的外观检查 4. 能记录质量工作台账和建立养护档案	1. 药品贮存养护知识 2. 各类台账的记录要求 3. 药物的理化性质与稳定性
	（二）不合格药品、退货药品的处理	1. 能从药品外观及包装判别假劣药品 2. 能按规定的程序处理不合格药品及退货药品，并形成记录	1. 不合格药品及退货药品的处理规定 2. 药品验收细则
五、经济核算	（一）商业计算	能对销售的扣率利润进行计算	利润计算及分解办法
	（二）商品盘点	能正确进行库存盘点和结算	会计核算对经营业务的处理程序
	（三）应收、应付结算	能进行应收、应付的结算操作	应收、应付账款的处理

3.3 高级

职业功能	工作内容	技能要求	相关知识
一、药品介绍	推荐介绍药品	1. 能看懂常用的药品英文名 2. 能对药物的体内过程进行一般介绍 3. 能介绍新上市品种的特点、进行同类药的比较 4. 能根据常见病知识指导合理用药及药物的联合应用	1. 常用药品英文名 2. 常用药物的作用机理及特点 3. 常见病的药物治疗 4. 新上市品种的特点

续表

职业功能	工作内容	技能要求	相关知识
二、药品营销	(一)市场调研与新品种的开发	1. 能设计调研提纲,完成抽样调研工作 2. 能对调研资料进行简单分析,并提出报告 3. 能对客户的质量保证体系、市场能力和资金信用进行评价	1. 市场调研与预测 2. 产品生命周期分析
	(二)销售促进	1. 会应用各种销售促进技巧 2. 能制订促销计划 3. 能分析各种供销渠道并建立协作构架网络	1. 顾客心理分析 2. 营销策略基本知识 3. 渠道策略基本知识
	(三)商务谈判	1. 能分析谈判僵局的类别和成因 2. 能运用各种方式解决合同纠纷	谈判技巧
三、药品保管养护	(一)药品的特殊保管	1. 能分清麻醉药品、精神药品、医疗用毒性药品、戒毒药品及其特殊管理要求 2. 能运用特殊保管方法保管药品	1. 特殊管理药品的有关规定 2. 戒毒药品的有关规定 3. 药品的特殊保管方法
	(二)药品的重点养护	1. 能分清重点养护的药品类别 2. 能按规定对重点养护的药品进行养护,建立档案	重点养护品种的类别及养护方法
四、经济核算	(一)库存分析	1. 能合理设置安全库存,确定库存高低限 2. 能用 ABC、量本利等现代分析法进行库存结构分析	商品策略有关基本知识
	(二)保本保利分析	能进行商品保本保利销售计算	保本保利分析基本知识

4 比重表

4.1 理论知识

项目			初级(%)	中级(%)	高级(%)
基本要求		职业道德	5	5	5
		基础知识	20	10	5
相关知识	顾客服务	接待顾客	5		
		提供服务	5		
		接待顾客查询		2	
		处理顾客投诉		2	
	产品介绍药品销售	介绍药品知识	30	40	45
		推荐介绍药品			
		销售准备	5		
		销售实施	15		
		销售记录	5		
	药品购销	购进药品		8	
		销售药品		10	

续表

项　目			初级(%)	中级(%)	高级(%)
相关知识	药品营销	市场调研与新品种开发			15
		销售促进			10
		商务谈判			5
	药品陈列与保管	药品分类陈列	8		
		药品保管	2		
	药品保管与养护	药品的日常养护		10	
		不合格药品、退货药品的处理		4	
		药品的特殊保管			3
		药品的重点养护			2
	经济核算	商业计算		5	
		商品盘点		2	
		应收、应付结算		2	
		库存分析			6
		保本保利分析			4
合计			100	100	100

4.2 技能操作

项　目			初级(%)	中级(%)	高级(%)
技能要求	顾客服务	接待顾客	5		
		提供服务 接待顾客投诉	5	2	
		处理顾客投诉		3	
	药品介绍	介绍药品知识	35	50	
		推荐介绍药品			55
	药品销售	销售准备	5		
		销售实施	25		
		销售记录	10		
	药品购销	购进药品		8	
		销售药品		10	
	药品营销	市场调研与新品种开发			15
		销售促进			8
		商务谈判			5
	药品陈列与保管	药品分类陈列	10		
		药品保管	5		
	药品保管与养护	药品的日常养护		10	
		不合格药品、退货药品的处理		3	
		药品的特殊保管			1
		药品的重点养护			1

续表

项目			初级(%)	中级(%)	高级(%)
技能要求	经济核算	商业计算		8	
		商品盘点		4	
		应收、应付结算		2	
		库存分析			10
		保本、保利分析			5
合计			100	100	100

全国医药高职高专教材可供书目

	书　名	书　号	主　编	主　审	定　价
1	化学制药技术(第二版)	15947	陶杰	李健雄	32.00
2	生物与化学制药设备	7330	路振山	苏怀德	29.00
3	实用药理基础	5884	张虹	苏怀德	35.00
4	实用药物化学	5806	王质明	张　雪	32.00
5	实用药物商品知识(第二版)	07508	杨群华	陈一岳	45.00
6	无机化学	5826	许虹	李文希	25.00
7	现代仪器分析技术	5883	郭景文	林瑞超	28.00
8	中药炮制技术(第二版)	15936	李松涛	孙秀梅	35.00
9	药材商品鉴定技术(第二版)	16324	林静	李峰	48.00
10	药品生物检定技术(第二版)	09258	李榆梅	张晓光	28.00
11	药品市场营销学	5897	严振	林建宁	28.00
12	药品质量管理技术	7151	负亚明	刘铁城	29.00
13	药品质量检测技术综合实训教程	6926	张虹	苏勤	30.00
14	中药制药技术综合实训教程	6927	蔡翠芳	朱树民 张能荣	27.00
15	药品营销综合实训教程	6925	周晓明　邱秀荣	张李锁	23.00
16	药物制剂技术	7331	张劲	刘立津	45.00
17	药物制剂设备(上册)	7208	谢淑俊	路振山	27.00
18	药物制剂设备(下册)	7209	谢淑俊	刘立津	36.00
19	药学微生物基础技术(修订版)	5827	李榆梅	刘德容	28.00
20	药学信息检索技术	8063	周淑琴	苏怀德	20.00
21	药用基础化学(第二版)	15089	戴静波	许莉勇	38.00
22	药用有机化学	7968	陈任宏	伍焜贤	33.00
23	药用植物学(第二版)	15992	徐世义 堆榜琴		39.00
24	医药会计基础与实务(第二版)	08577	邱秀荣	李端生	25.00
25	有机化学	5795	田厚伦	史达清	38.00
26	中药材 GAP 概论	5880	王书林	苏怀德　刘先齐	45.00
27	中药材 GAP 技术	5885	王书林	苏怀德　刘先齐	60.00
28	中药化学实用技术	5800	杨红	裴妙荣	23.00
29	中药制剂技术(第二版)	16409	张杰	金兆祥	36.00
30	中医药基础	5886	王满恩	高学敏　钟赣生	40.00
31	实用经济法教程	8355	王静波	潘嘉玮	29.00
32	健身体育	7942	尹士优	张安民	36.00
33	医院与药店药品管理技能(第二版)	19237	杜明华		28.00
34	医药药品经营与管理	9141	孙丽冰	杨自亮	19.00
35	药物新剂型与新技术	9111	刘素梅	王质明	21.00
36	药物制剂知识与技能教材	9075	刘一	王质明	34.00
37	现代中药制剂检验技术	6085	梁延寿	屠鹏飞	32.00
38	生物制药综合应用技术	07294	李榆梅	张虹	19.00
39	药物制剂设备(第二版)	15963	路振山	王竟阳	39.80